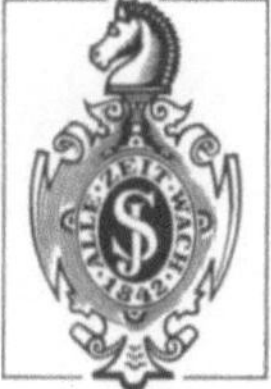

H. Fendel   Ch. Sohn

Dopplersonographie in der Geburtshilfe

Geleitwort von H. Jung

Mit 48 Abbildungen und 24 Tabellen

Springer-Verlag Berlin Heidelberg NewYork
London Paris Tokyo

Priv.-Doz. Dr. med. Heinrich Fendel
Dr. med. Christof Sohn

Klinikum Aachen
Abteilung Gynäkologie
Pauwelsstraße
5100 Aachen, FRG

ISBN-13: 978-3-540-50058-2   e-ISBN-13: 978-3-642-83551-3

DOI: 10.1007/978-3-642-83551-3

CIP-Titelaufnahme der Deutschen Bibliothek:
Fendel, Heinrich: Dopplersonographie in der Geburtshilfe / H. Fendel; Ch. Sohn. – Berlin; Heidelberg;
New York; London; Paris; Tokyo: Springer, 1989
ISBN 978-3-540-50058-2
NE: Sohn, Christof:

2121/3145-543210 – Gedruckt auf säurefreiem Papier

Geleitwort

Die Dopplersonographie findet heute breite Anwendung in der gesamten Naturwissenschaft, in der Physik, der Astronomie, der gesamten modernen Technik und der Medizin. Nicht nur zur Berechnung des Alters unseres Kosmos, der Geburt der Galaxien, der Sonnensysteme und Sterne, sondern auch zur Ermittlung der Vorbedingungen der Geburt eines Kindes gibt das Dopplerprinzip präzise Informationen.

Die beiden Autoren bilden ein gutes Team für eine monographische Darstellung der bisherigen theoretischen und klinischen Kenntnisse der Dopplersonographie in der Geburtshilfe. H. Fendel hat als erster in Deutschland die Bedeutung der Dopplersonographie für die Beurteilung der Blutversorgung des ungeborenen Kindes erkannt und in zahlreichen Arbeiten seine Ergebnisse zur Durchblutungsmessung der Nabelschnurgefäße, der Aorta des Kindes und der uterinen Arterien veröffentlicht. Und er hat die Bedeutung dieser Durchblutungsgrößen für eine frühzeitige Erkennung der Plazentainsuffizienz mit und ohne Retardierung des Kindes erkannt. Ch. Sohn hat in zahlreichen Veröffentlichungen seine sehr breiten, über den Bereich der Geburtshilfe und Gynäkologie hinausgehenden ultrasonographischen Erfahrungen publiziert und eine dreidimensionale Darstellung verschiedener Organe aus ultraschallechographischen Parametern entwickelt.

Den entscheidenden Durchbruch zur Anwendung dopplersonographischer Messungen für die Durchblutung verschiedener Gefäßabschnitte der fetoplazentaren Einheit brachte die gepulste Dopplersonographie (Duplexsysteme), die eine qualitative und quantitative Messung des Blutstroms in tiefer liegenden Gefäßen erlaubt. Neben der Bestimmung der mittleren Blutstromgeschwindigkeit eines Herzzyklus wird dabei gleichzeitig die maximale und die enddiastolische Blutstromgeschwindigkeit als Parameter für die gesamte Gefäßsituation beschrieben.

In dem vorliegenden Buch fehlt eine eingehende Beschreibung der physikalischen Grundlagen der Dopplersonographie ebensowenig wie eine detaillierte Untersuchung der Fehlerquellen der Methode, um Fehlbeurteilungen in der klinischen Anwendung zu vermeiden. Zur klinischen Beurteilbarkeit der fetoplazentaren Einheit wird u. a. der von Fendel bereits angegebene Dopplerscore für eine quantifizierbare Erfassung der fetalen Situation kritisch untersucht.

Sicher ist der diagnostische Stellenwert der Methodik für eine möglichst genaue und frühzeitige Erkennung von Gefahrenmomenten bei der chronischen, der nutritiven und der akuten Plazentainsuffizienz, bei der EPH-Gestose sowie bei drohenden Frühgeburten mit und ohne betamimetische Behandlung noch nicht abschließend zu beurteilen. Der Wert des Buches liegt in der kompetenten Zusammenfassung aller wichtigen bisherigen Erkenntnisse über die Dopplersonographie im geburtshilflichen Bereich. Es stellt daher für die weitere Forschung und klinische Anwendung eine wichtige und umfassende Informationsquelle für alle Ärzte dar, die sich mit dieser Methodik klinisch und wissenschaftlich intensiv auseinandersetzen wollen.

Aachen, Januar 1989   Professor Dr. H. Jung

Inhaltsverzeichnis

1 Technik der Dopplersonographie

1.1 Physikalische Grundlagen

Seit mehr als 30 Jahren wird das Dopplerprinzip zur medizinischen Diagnostik eingesetzt. 1957 und 1960/61 berichten Satomura (1959) und Franklin et al. (1961) erstmals über die Anwendung des Dopplereffektes zur Messung der Blutstromgeschwindigkeit. Bis zu diesem Zeitpunkt war der Dopplereffekt lediglich in der naturwissenschaftlichen Forschung genutzt worden.

Bereits Ende des 17. und Anfang des 18. Jahrhunderts wurde von Grimaldi, Hooke und Huygens die Wellentheorie des Lichts postuliert und somit von Newtons Auffassung der Partikelstrahlung des Lichts abgerückt (Hermann 1971). 1801 gelang Young der Beweis, daß die Lichtstrahlung Wellencharakter habe. Fresnel konnte dies bestätigen. Der entscheidende Schritt in der Erforschung des Wellencharakters von Licht und Schall gelang 1842 Doppler (1803–1853), indem er das nach ihm benannte Prinzip folgenden Inhalts formulierte (Doppler 1842): Die Schwingungszahl und die Wellenlänge einer Wellenbewegung an einem Beobachtungsort ändern sich, wenn Beobachter und Wellenerreger sich relativ zueinander bewegen.

Der Dopplereffekt ist eine Erscheinung, die bei allen Wellenvorgängen beobachtet wird. Das Dopplerphänomen wird von Christian Doppler selbst folgendermaßen veranschaulicht:

Gesetzt, von einer Stadt A aus werde regelmäßig etwa alle Stunden ein Bote nach einer anderen Stadt B abgesandt, um einer daselbst verweilenden Person b den Fortgang irgend eines wichtigen Ereignisses zu berichten: so ist klar, daß, falls die Boten vollkommen gleichschnell fortschreiten und genau denselben Weg betreten, sie auch einer um den andern regelmäßig von Stunde zu Stunde in B eintreffen werden. Würde indes die in B verweilende Person b, von Ungeduld getrieben, statt abzuwarten, den Boten entgegeneilen, so ist es ebenso begreiflich, daß jene Sendlinge in kürzeren Zwischenräumen, als in jenem einer Stunde bei ihr ankommen werden. Bei vorausgesetzter gleicher Geschwindigkeit geschähe dies von halber Stunde zu halber Stunde, bei anderen Geschwindigkeitsverhältnissen dagegen natürlicherweise in kürzeren oder längeren Zeiträumen. Dasselbe müßte geschehen, wenn jene Person a von A gegen B hin reiste, dabei aber fortwährend von Stunde zu Stunde einen Boten voraussendete. Auch in diesem Falle müßten die Zwischenzeiten, in denen jene Boten in B ankommen, kürzer als eine Stunde ausfallen.

Nun wird es in der Physik für völlig ausgemacht und über allen Zweifel erhoben angesehen, daß sowohl die Tonhöhe beim Schalle, als auch die Farbe beim Lichte von der Anzahl der innerhalb ener Zeitsekunde beim Beobachter ankommenden Wellen oder Undulationen abhängt.

Ein einfaches Beispiel kann dieses Phänomen nochmals erläutern: Steht z. B. ein Beobachter an einem Meeresstrand, der in gleichmäßiger Folge von Wellen überspült wird, so treffen ihn bei unverändertem Standpunkt in einer gewissen

Zeit eine gewisse Anzahl dieser Wellen. Schwimmt er den Wellen entgegen, so erreichen ihn pro Zeiteinheit mehr Wellen, und zwar um so mehr, je schneller er schwimmt. Umgekehrt nimmt die Zahl der ihn treffenden Wellen ab, wenn er in Richtung der Wellenbewegung schwimmt.

Anwendung fand dieser neu entdeckte Effekt zuerst hauptsächlich in der Erklärung bestimmter astronomischer Phänomene.

Erstmals wurde der Dopplereffekt in einem einfachen und praktischen Versuch von Buys-Ballot 1845 als richtig bewiesen: Entlang einer Eisenbahnlinie stellte er mehrere Musiker auf. Von einem vorbeifahrenden Eisenbahnwagen blies ein Hornist einen konstanten Ton auf seinem Instrument, der von den entlang der Bahnlinie stehenden Musikern in anderer Tonhöhe registriert wurde, als es der vom Hornisten geblasenen entsprach.

1865 gelang König der Beweis für die Richtigkeit der Formel Dopplers, die dieser zur Berechnung des nach ihm benannten Effekts angab.

Die Berechnung der Geschwindigkeit von Sternen mit Hilfe dieser Formel schloß sich Ende des 19. Jahrhunderts an. Der Dopplereffekt erlaubte nun genaue Rückschlüsse über die Entstehung und Ordnung des Kosmos.

So verstrich eine lange Zeit, bis der Dopplereffekt Einzug in die medizinische Technik hielt. Anfang der 70er Jahre konnte sich schließlich die Dopplersonographie in der angiologischen Diagnostik etablieren, bis sie schließlich Ende der 70er Jahre mit der Real-time-Sonographie zur Duplexsonographie ergänzt wurde. Eine exakte Ausrichtung des Dopplerstrahls unter Sichtkontrolle wurde hierdurch möglich. 1982 präsentierten Bommer u. Miller und Namekawa et al. erstmals die farbkodierte Dopplersonographie.

1.2 Gerätetechnik

Elektrische Wechselspannung mit einer hohen Frequenz von 2–10 MHz wird über einen Oszillator an einen Keramikkristall, ein Piezokristall, gelegt. Dieser Kristall verändert dadurch seine Dicken und sendet dabei Ultraschallwellen aus. Dieser sogenannte piezoelektrische Effekt wurde 1880/81 vom Ehepaar Curie entdeckt. Trifft ein so erzeugter Ultraschall auf die Grenzfläche zwischen zwei Geweben unterschiedlichen Dichte, wird ein Teil des Strahls reflektiert. Bei festliegenden Grenzflächen sind ausgesandte und reflektierte Frequenzen des Ultraschalls identisch. Trifft der Ultraschall auf eine sich bewegende Grenzfläche, so entsteht bei der Reflexion eine Frequenzverschiebung, die Dopplerverschiebung genannt wird. Die Dopplerverschiebung ist abhängig von der Geschwindigkeit, mit der sich die Grenzfläche bewegt. Die Membranen von Blutkörperchen bilden entsprechende Grenzflächen (Abb. 1). Es entsteht ein Frequenzanstieg bei Bewegung oder Strömung auf die Dopplerultraschallquelle zu und ein Abfall bei Bewegung oder Strömung von der Quelle weg.

Bei den Dopplergeräten unterscheidet man nichtrichtungsanzeigende (nichtdirektionale) und richtungsanzeigende (direktionale) Geräte. Bei den erstgenannten Geräten wird die Blutströmung erfaßt, ohne daß eine Richtungsangabe des

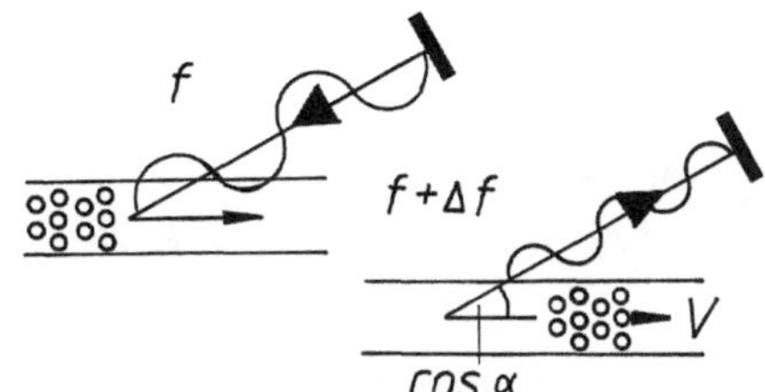

Abb. 1. Schematische Darstellung der Frequenzverschiebung durch Reflexion der eingestrahlten Ultraschallenergie an sich bewegenden Blutkörperchen

Flusses möglich ist. Dagegen sind direktionale Dopplergeräte in der Lage, die Blutströmungsrichtung anzugeben.

Mit dieser Technik läßt sich allerdings nur eine mittlere Geschwindigkeit des Blutstromes aufzeigen, nicht jedoch eine Differenzierung zwischen der langsameren Flußgeschwindigkeit an der Gefäßwand und der schnelleren im Gefäßzentrum (Abb. 2a, b).

Um diese verschiedenen Geschwindigkeiten über den Gefäßquerschnitt darzustellen, ist der Einsatz der Spektralanalysetechnik erforderlich. Dabei werden alle im Blutgefäß vorkommenden Geschwindigkeiten in Form von einzelnen Punkten aufgezeichnet, woraus eine komplexe Kurvenform resultiert (Abb. 3a, b). Die Intensität der einzelnen Punkte gibt dabei die Häufigkeit an, mit der die betreffende Geschwindigkeit im Gefäß vorkommt. Das Dopplerbild entspricht einer kompletten Geschwindigkeitskurve.

Der Frequenzanalysator ist ein Real-time-Analysator. Die Dopplerspektren werden auf einem Fernsehbildschirm „on line" visualisiert, wobei die Zeit auf der x-Achse, die Frequenz auf der y-Achse und die Amplitude der Frequenz durch die Helligkeit der Grauwertdarstellung wiedergegeben werden. Die Amplitude gibt die Häufigkeit der vorkommenden Frequenzen wieder.

Die Dopplerspektralanalyse basiert auf folgenden Voraussetzungen:

- Das Probevolumen hat eine homogene Ultraschallintensität.
- Jedes Blutkörperchen im Probevolumen ist einer homogenen Intensitätsverteilung des Schallfeldes ausgesetzt.
- Jedes Blutkörperchen im Probevolumen strahlt die gleiche Ultraschallintensität ab.
- Die empfangene Ultraschallintensität ist der Zahl der reflektierenden Blutkörperchen im Probevolumen proportional (Israel 1985).

Unter diesen Bedingungen repräsentiert die Verteilung der Frequenzen im Dopplerspektrum die Verteilung der Blutkörperchengeschwindigkeiten über den Gefäßquerschnitt bzw. über das Gefäßlumen. Die mittlere Blutstromgeschwindigkeit korreliert dann mit der mittleren Frequenzverschiebung des Dopplerspektrums. Die Berechnung der intensitätsgewichteten Mittenfrequenz $f\,mean$ gelingt mit der Frequenzanalyse $s(f)$ nach folgender Formel:

$$f\,mean = \frac{s(f)^2/f/df}{s(f)^2/df}.$$

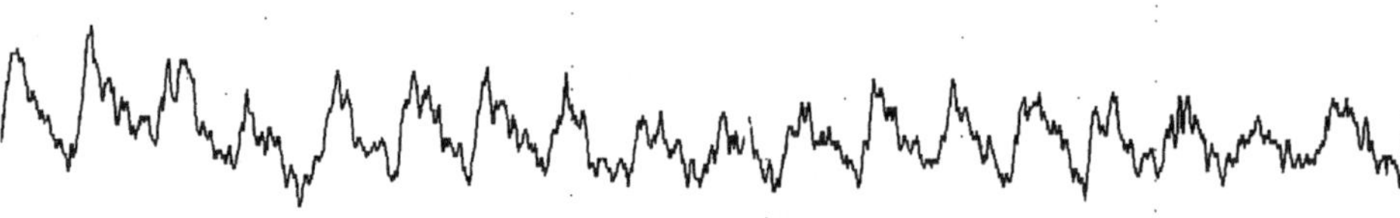

a

Abb. 2a. Aufzeichnung der mittleren Flußgeschwindigkeit in einer Nabelschnurarterie bei unauffälligem Schwangerschaftsverlauf (Flußrichtung auf die Dopplersonde zu, deshalb im Vorlaufkanal dargestellt)

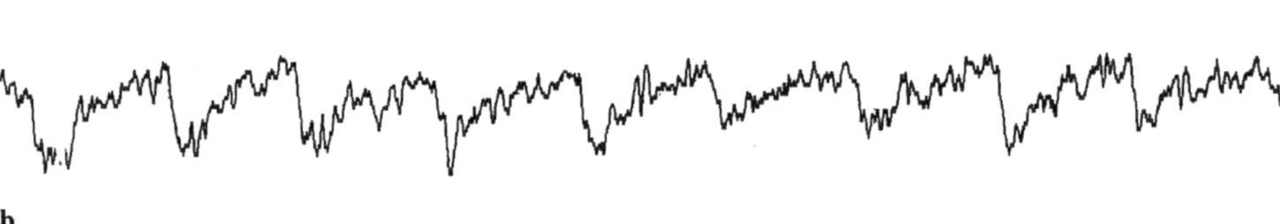

b

Abb. 2b. Aufzeichnung der mittleren Flußgeschwindigkeit in einer uterinen Arterie bei unauffälligem Schwangerschaftsverlauf (Flußrichtung von der Dopplersonde weg, deshalb im Rücklauf dargestellt)

Innerhalb eines betrachteten Gefäßquerschnittes sind je nach Strömungsart unterschiedliche Blutkörprchengeschwindigkeiten vertreten. Kontinuierlich fließendes Blut in einem geradeaus verlaufenden, nicht verzweigten Gefäß hat eine radiär-symmetrische Verteilung der Blutkörperchengeschwindigkeiten. Man bezeichnet dies als laminaren Fluß. Der laminare Fluß hat ein parabolisches Flußprofil. Im Zentrum ist die Geschwindigkeit am größten und am Gefäßrand am geringsten. Die Charakteristika eines laminaren Flusses sind weitgehend im venösen System erfüllt.

An Gefäßverzweigungen oder an Gefäßbiegungen wird die Laminarität des Flusses gestört. In arteriellen Gefäßen entsteht in der Systole bei Blutstrombeschleunigung ein pulsatiler Fluß mit flachem Flußprofil, welcher in der Diastole wieder eine laminare Form mit parabolischem Flußprofil annimmt.

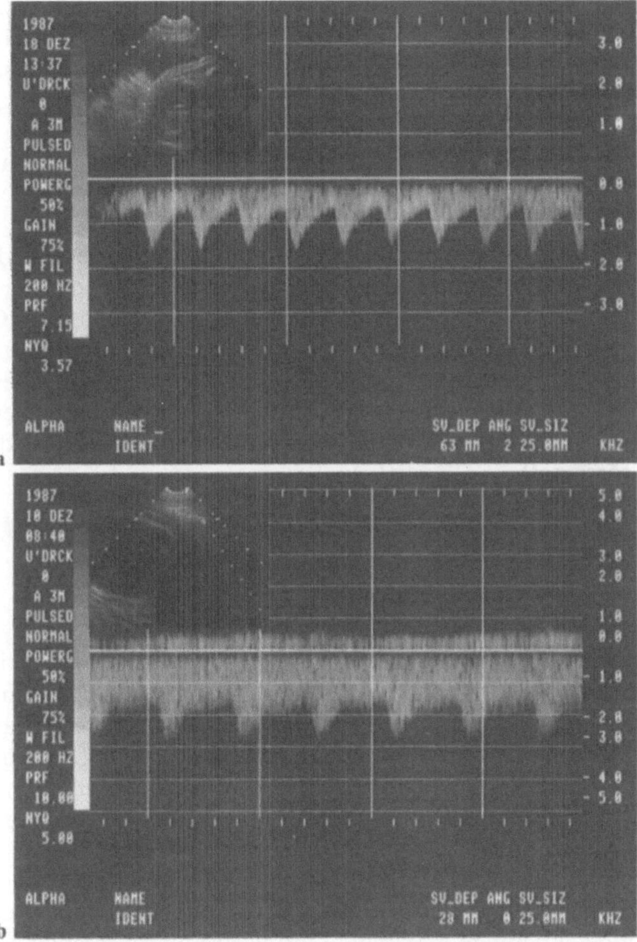

Abb. 3a, b. Aufzeichnung des Dopplerfrequenzspektrums einer Nabelschnurarterie (**a**, im Rücklauf) und einer uterinen Arterie (**b**, im Rücklauf). Das Dopplersonographiegerät ist mit einer Spektralanalyseeinrichtung ausgerüstet

Das vom Dopplerstrahl getroffene Gefäßareal, das sogenannte Probevolumen, weist also verschiedene Geschwindigkeiten auf. Das Dopplersignal enthält deshalb nicht nur eine Frequenz, sondern ein Frequenzspektrum, das auch Dopplerspektrum oder Dopplerprofil genannt wird.

1.2.1 Kontinuierlicher Doppler

Die kontinuierliche Dopplersonographie ("continous wave doppler") dient der qualitativen Beschreibung des Blutstroms in oberflächlichen Gefäßen. Die Dopplersonde hat einen Kristall, der den auf das Gefäß treffenden Ultraschallstrahl kontinuierlich aussendet und einen zweiten Kristall, der den von dem Gefäß reflektierenden Strahl empfängt. Der Unterschied zwischen entsandter und empfangener Frequenz ist die sogenannte Dopplerfrequenzverschiebung. Bei einer Veränderung der Dopplerfrequenzverschiebung kann qualitativ auf eine Änderung des Blutstroms geschlossen werden.

Die Anwendung ist auf oberflächliche Gefäße oder auf Gefäße in einem nicht pulsatilen Medium wie z. B. Nabelschnurgefäße in der Amnionflüssigkeit beschränkt, da der kontinuierliche Doppler nicht zwischen verschiedenen sich bewegenden Strukturen unterscheiden kann. Außerdem ist die korrekte Ausrichtung des Dopplerstrahls bei unbekanntem Gefäßort oder bei sich bewegenden Gefäßorten wie z. B. in Feten nicht möglich. Der Nachteil des Continuous-wave-Dopplers liegt also darin, daß er nicht tiefenselektiv innerhalb einer vorwählbaren Eindringtiefe alle Blutstromgeschwindigkeiten erfaßt. Die Vorteile liegen in einer sehr guten Quantifizierung von Gefäßstenosen und einem sehr guten Rausch-Signal-Verhältnis (Verhältnis von Nutzsignal zu dem in jedem System vorhandenen Störsignal).

1.2.2 Gepulster Doppler

Die gepulste Dopplersonographie ("pulsed doppler") dient der qualitativen und quantitativen Blutstrommessung auch in tiefliegenden Gefäßen. Die gepulste Dopplersonde hat einen Kristall, der pulsatil Ultraschallstrahlen aussendet und in den Sendepausen die von dem Gefäß reflektierenden Strahlen empfängt. Die Anzahl der pro Zeiteinheit ausgesandten Ultraschallimpulse ist von der Entfernung zwischen Ultraschallquelle oder Dopplersonde und Gefäß abhängig. Sie wird als Pulswiederholungsfrequenz bezeichnet (PRF = "pulse repetition frequency"). Bei geringer Distanz zwischen Dopplersonde und Gefäß kann die Dopplersonde mit einer hohen Pulswiederholungsfrequenz arbeiten (PRF = 8 kHz). Die zu detektierende maximale Dopplerfrequenzverschiebung beträgt die Hälfte der Pulswiederholungsfrequenz, also *PRF/2*. Bei größerer Distanz zwischen Dopplersonde und Gefäß muß eine niedrigere Pulswiederholungsfrequenz gewählt werden, da der Ultraschallimpuls einen weiteren Weg zurücklegen muß.

Mit Hilfe des gepulsten Dopplers wird also eine Beurteilung bestimmter Gefäße in ganz bestimmten Tiefen möglich, indem Echos, die zu früh, also aus dem Nahbereich eingehen, sowie Echos, die zu spät, also aus größeren Tiefen zurückkehren, eliminiert werden.

Durch eine zeitlich und örtlich feste Zuordnung von ausgesandtem und reflektiertem Ultraschallimpuls ist eine Quantifizierung der Dopplerfrequenzverschiebung und damit eine Quantifizierung des Blutstromes möglich.

Als Probevolumen (Dopplerfenster, heute meist "sample volume" genannt) wird die Ausdehnung des Meßortes bezeichnet. Sie ist variierbar.

Der Nachteil des gepulsten Dopplers liegt in der Verfälschung des Signals ab einer Blutstromgeschwindigkeit von ca. 1,5 m/s. Sein großer Vorteil ist jedoch die sichere und exakte Messung von Gefäßen in bestimmten Tiefen.

1.2.3 Schnittbilddarstellung

Der Ultraschalldoppler basiert also auf dem beschriebenen Prinzip der Frequenzverschiebung durch Reflexion an sich bewegenden Grenzflächen und dient der Beurteilung von Blutströmen in Gefäßen. Die Lokalisation dieser Gefäße ist an eine Schnittbilddarstellung gebunden, wobei vorwiegend die Real-time-Sonographie Anwendung findet.

Der Real-time-Sonographie liegt das Reflexionsverfahren zugrunde, d. h. Ultraschall wird in das Körpergewebe hineingestrahlt, und der von biologischen Medien zurückgeworfene Schall wird zur Bildgewinnung verarbeitet. Dabei ist zu beachten, daß verschiedene Körpergewebe bzw. Medien unterschiedliche Absorptions- und Reflexionseigenschaften besitzen: Nichtreflektierende, also echofreie Strukturen sind Körperflüssigkeiten, ebenso hyaline Knorpelstrukturen, nahezu totalreflektierende Knochen und Gase (Darmgase). Zwischen diesen Extremformen liegen die echogenen Gewebe, die je nach feingeweblichem Aufbau sich in ihrem Anteil der absorbierten bzw. reflektierten Schallenergie unterscheiden und somit sonographisch identifiziert werden können.

In der Ultraschalltechnik werden zwei Verfahren unterschieden: A-Bild-Technik und B-Bild-Technik.

Während in der A-Bild-Technik die Intensität des Echosignals lediglich in Form von Amplituden (*A*-Technik) dargestellt wird (Anwendung HNO, Neurologie), kommen im B-Bild-Verfahren die unterschiedlichen Echosignale in Helligkeitswerten modifiziert zur Darstellung. Anwendung finden diese beiden Techniken in den zweidimensional abbildenden Geräten (Schnittbildgeräten). Diese Schnittbilddarstellung erfolgt heute vorwiegend nach der Real-time-Technik, wodurch ein schneller Bildaufbau mit der Darstellung von Bewegungen möglich ist.

Je nach Schnittbildgeometrie wird zwischen dem Parallelscanverfahren und dem Sektorscanverfahren unterschieden, wobei beide gleichermaßen geometrisch korrekt abbilden.

Parallelscanner arbeiten heute überwiegend nach der Linear-array-Technik, wobei viele in einer Reihe angeordnete Kristalle für den Bildaufbau addiert werden. Da die diffusen Reflexionseigenschaften der Körpergewebe Störbilder durch unterschiedliche Reflexionswinkel erzeugen, werden die Kristalle nicht gleichzeitig, sondern nacheinander aktiviert. Um eine große Detailauflösung zu erreichen, verfügen Linear-array-Scans über 100 bis 130 schallerzeugende Kristalle.

Die mechanischen Sektorscanverfahren verfügen dagegen entweder über einen hin- und herschwingenden Einzelkristall (Wobbler) oder über ein rotierendes Kristallsystem. Der dabei auf einer Kreisbahn schwingende oder sich drehende Kristall sendet die Ultraschallimpulse aus und empfängt deren Reflexionen. Unter permanenter Berücksichtigung der Abstrahlwinkel gelingt die geometrisch korrekte Darstellung.

Mechanische Sektorschallköpfe sind im Gegensatz zum Parallelscan für alle Frequenzen auslegbar und zeigen im höherfrequenten Bereich ein besseres Signal-Rausch-Verhältnis. Sie sind daher in der Beurteilung kleiner oberflächennaher Strukturen dem Parallelscan überlegen.

Als dritte Form von Schallköpfen kommen die Curved-array- oder Konvexscanschallköpfe zur Anwendung. Sie stellen einen Kompromiß zwischen Parallel- und Sektortechnik dar, indem einzelne Kristalle auf einer gekrümmten Ebene angeordnet sind, und bieten damit den Vorteil elektronischer Fokusierung wie beim Lineararray in einem Sektorformat ohne die Nachteile der Mechanik wie beim Sektor-Scan.

Die jüngste Entwicklung stellen sogenannte Phased-array-Schallköpfe dar, bei denen die Strahlenauslenkung voll-elektronisch vorgenommen wird, dazu werden alle Elemente mit bestimmten Zeitverzögerungen angesteuert. Dies bietet alle Vorteile der vorher genannten Techniken: keine Mechanik, elektronische Fokusierung, kleine Ankopplungsfläche verglichen mit anderen elektronische Schallköpfen.

1.2.4 Duplexsystem

Um die Blutstromgeschwindigkeit in einem Gefäß messen zu können, muß das gepulste Dopplersystem folgende Voraussetzungen erfüllen:

- Gefäßlokalisation,
- Ausrichtung des Dopplerstrahls auf das Gefäß,
- Bestimmung der mittleren Dopplerfrequenzverschiebung.

Die Berechnung des Blutflußvolumens erfordert folgende Zusatzbedingung:

- Bestimmung des Gefäßquerschnittes $A = r^2 \cdot \pi$.

Das Flußvolumen berechnet sich dann aus dem Produkt der Blutstromgeschwindigkeit und dem Gefäßquerschnitt.

Die Kombination eines gepulsten Dopplers mit einem Real-time-Sonographiegerät im Duplexsystem hat den großen Vorteil, daß die Tiefe und die Größe des "sample volume" exakt eingestellt und lokalisiert werden können.

Dabei wird der gepulste Doppler mit verschiedenen B-Bild-Geräten kombiniert: Bei den mechanischen Sektorschallköpfen wird der rotierende oder schwingende Kristall zum Aufbau des Schnittbildes und für den Dopplerbetrieb verwendet, der gleichzeitige Betrieb von Doppler- und Real-time-Sonographie ist daher nicht möglich. Die Richtung des Dopplerstrahls ist im Real-time-Bild einzustellen und die gewünschte Position des "sample volume" zu wählen. Durch Tastendruck kann nun die Dopplerfunktion angesteuert werden, das zweidimensionale Sektorbild erscheint gleichzeitig in verkleinerter Form eingefroren auf dem Bildschirm. Der Vorteil dieses Verfahrens liegt in dem guten Rausch-Signal-Verhältnis des Sektorschallkopfes, wobei tief gelegene schwach durchblutete Gefäße besonders gut untersucht werden können. Außerdem ermöglicht der kleine Schallkopf eine sehr flexible Handhabung.

Mit Hilfe des oben beschriebenen Phased-array-Sektorscanners gelingt die gleichzeitige Registrierung des Schnittbildes und des Dopplermusters, da mehrere stationäre Kristalle vorhanden sind, die nie gleichzeitig zum Aufbau des Schnittbildes angesteuert werden und somit „zwischendurch" ein Dopplerbetrieb möglich wird. Der Nachteil dieses Verfahrens liegt in seiner niedrigeren Qualität, insbesondere in transducerfernen Bereichen.

Als drittes Verfahren gibt es Duplexsysteme, bei denen ein Linear-array-Schallkopf mit einem gesonderten Dopplerkristall versehen ist und den Simultanbetrieb von Real-time-Sonographie und Doppler ermöglicht. Als Nachteil ist hierbei zu sehen, daß der Dopplerstrahl fixiert im Schnittbild liegt und dessen Positionierung die gleichzeitige Veränderung des Schnittbildes nach sich zieht.

Ähnlich wie beim Phased-array-Sektorscanner gibt es Linear-array-Schallköpfe, bei denen die einzelnen Kristalle alternierend zum Aufbau des Schnittbildes und zum Dopplerbetrieb verwendet werden.

Zwei der beschriebenen Systeme werden für die im folgenden gezeigten Aufnahmen und Untersuchungen angewandt: das Kranzbühler-Duplexsystem und die folgende Gerätegeneration Ultramarc 4 der Firma SMS.

Das Kranzbühler-Duplexsystem besteht aus der Kombination eines Linearscanners mit einem gepulsten Dopplerscanner und einem On-line-Frequenzanalysator. Zur Registrierung der Dopplerfrequenzkurven ist zusätzlich ein Kassettenrekorder angeschlossen.

Der lineare Ultraschallscanner kann simultan und "real time" mit dem gepulsten Dopplerscanner betrieben werden. Der lineare 3,5-MHz-Transducer und die 2-MHz-gepulste Dopplersonde sind so kombiniert, daß der Dopplerstrahl in einem Winkel von 50° in das Schallfeld des linearen Transducers einfällt. Der Scannerbildschirm ist in zwei Hälften geteilt: Eine Hälfte dient der visuellen Darstellung des 1 s dauernden Dopplerspektrums, das vom Frequenzanalysator "real time" geliefert wird. Die andere Hälfte ist für das lineare Schnittbild des interessierenden Gefäßes vorgesehen. Der Ultraschallstrahl der gepulsten Dopplersonde wird durch eine gepunktete Linie symbolisiert. Am Ende der gepunkteten Linie befindet sich das Probevolumen oder Dopplerfenster, das durch einen etwas breiteren Streifen angezeigt wird. Das Dopplerfenster läßt sich mit einem Joystick an die Oberfläche bzw. in die Tiefe bewegen, je nach Lage des Gefäßes, in dem der Blutstrom dopplersonographisch ermittelt werden soll. Bis zu einer mittleren Gefäßtiefe von 10 cm (Distanz Dopplersonde–Gefäß) arbeitet das System mit einer PRF von 5 kHz in Simultanbetrieb. Die maximal zu messende Dopplerfrequenzverschiebung beträgt dann 2,5 kHz (*PRF/2*). Bei höheren Dopplerfrequenzverschiebungen kann der Linearbetrieb ausgeschaltet werden. Die PRF der Dopplersonde erhöht sich dann auf 8 kHz, woraus eine maximal zu messende Dopplerfrequenzverschiebung von 4 kHz resultiert. Der Real-time-Betrieb der Schnittbilddarstellung mit dem interessierenden Gefäß und die Darstellung der Dopplerfrequenzverschiebung können zu beliebiger Zeit unterbrochen werden. Das aktuelle Schnittbild und die aktuelle Dopplerfrequenzkurve werden dann eingefroren. Auf dem geteilten Bildschirm des Duplexsystems wird so die Dopplerfrequenzverschiebung der letzten Sekunde festgehalten. Auf einem Zusatzbildschirm des Frequenzanalysators wird die Dopplerfrequenzverschiebung der letzten 2,5 s dargestellt. Hier besteht auch die Möglichkeit, mit elektronischen Markern auf der x-Achse die Zeit abzugreifen und auf der y-Achse die Amplitudenhöhe der Frequenzverschiebung abzulesen. Am eingefrorenen Dopplersonogramm erlaubt das System mit Hilfe eines eingebauten Rechners die Bestimmung der mittleren Frequenzverschiebung und in Verbindung mit dem Winkel zwischen Dopplerstrahl und Gefäß die Bestimmung der mittleren Blutstromgeschwindkeit (Abb. 4a, b).

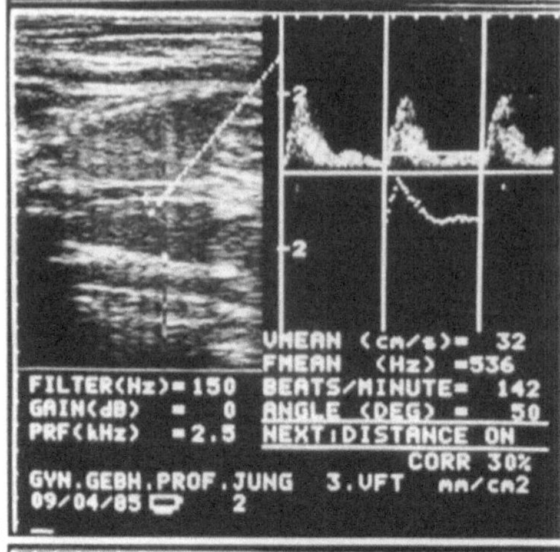

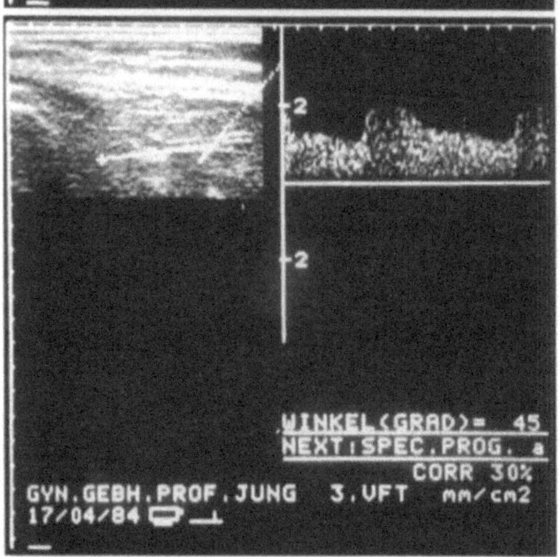

Abb. 4. a Schnittbilddarstellung des fetalen Thorax längs in Höhe der Aorta und mit 50° einfallender Dopplerstrahl (*links*), entsprechendes Dopplerspektrum (*rechts*). **b** Schnittbilddarstellung und Dopplerkurve einer uterinen Arterie. **c** Berechnung der mittleren Frequenzverschiebung, der mittleren Blutstromgeschwindigkeit und Bestimmung des aortalen Innendurchmessers mit dem Time-motion Verfahren

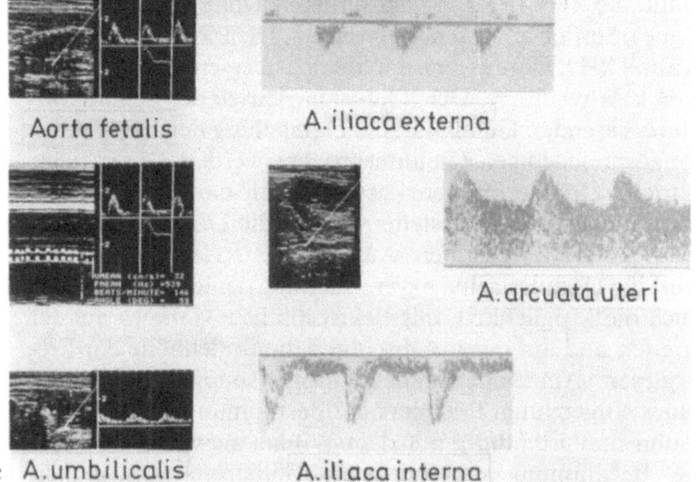

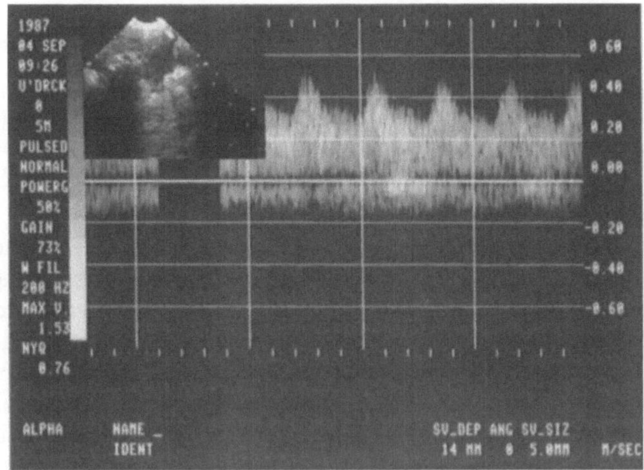

Abb. 5. Die dopplersonographische Untersuchung der A. uterina erfolgte mit Hilfe eines Sektorschallkopfes. Nach Einfrieren des Schnittbildes kann auf den Dopplerbetrieb umgeschaltet werden. Das eingefrorene Schnittbild erscheint im verkleinerten Maßstab am linken oberen Bildabschnitt. Nach Einfrieren der Dopplerkurve wird das vorliegende Bild aufgezeichnet

Der Gefäßdurchmesser kann entweder auf dem Schnittbild direkt oder in einem vergrößerten Time-motion-Streifen mit elektronischen Markern ermittelt werden. Nach Bestimmung des Gefäßdurchmessers wird neben den bereits digital vorliegenden Werten von mittlerer Frequenzverschiebung und mittlerer Blutstromgeschwindigkeit noch das mittlere Flußvolumen angegeben (Abb. 4c).

Das Gerät Ultramarc 4 ist mit einem Sektorschallkopf und darin integriertem Doppler ausgestattet. Der Multifrequenzsektorschallkopf kann wahlweise auf die Frequenzen 3,5, 5 und 7,5 MHz geschaltet werden. Der Dopplerbetrieb funktioniert mit 5 MHz. Wie oben beschrieben, ist nur Dopplerbetrieb oder Real-time-Sonographiebetrieb möglich, nicht beides gleichzeitig. Mit Hilfe eines angeschlossenen Druckers kann das auf dem Bildschirm abgelichtete Bild ausgedruckt werden. Die Auswertung der Dopplerkurven erfolgt anhand dieser ausgedruckten Bilder durch Messen der Höhe, von Systole und Diastole (Abb. 5). Durch Eingabe von Hilfslinien im Real-time-Sonographiebild kann der Winkel zwischen Blutgefäß und Dopplerstrahl bestimmt werden, um für den Dopplerbetrieb günstige Winkel unter 60° zu erreichen.

1.3 Auswertung der Dopplerfrequenzkurven

1.3.1 Berechnung der Dopplerfrequenzverschiebung

Die Änderung der Frequenz bzw. der Dopplerfrequenzverschiebung wird durch folgende Gleichung beschrieben:

$$f = \frac{2fv\cos\alpha}{c}.$$

f Sendefrequenz der Ultraschalldopplersonde,

v Bewegungsgeschwindigkeit der sich reflektierenden Grenzflächen, hier Oberfläche der Blutkörperchen, also Strömungsgeschwindigkeit des Blutes,

α Winkel zwischen Ultraschalldopplerstrahl und Bewegungsrichtung der reflektierenden Grenzfläche respektive der Strömungsgeschwindigkeit des Blutes ($v\cos\alpha$ gibt den Anteil des Strömungsgeschwindigkeitsvektors in Richtung des einfallenden Ultraschalls an),

c Ausbreitungsgeschwindigkeit des Ultraschallstrahls im beschallten Gewebe (menschliches Gewebe 1 600 m/s).

Die Dopplerfrequenzkurven können quantitativ und qualitativ ausgewertet werden. Griffin et al. (1983 a) beschreibt das Dopplerfrequenzmuster als eine graphische Darstellung der Wellenform der Flußgeschwindigkeit. Die Wellenform der Flußgeschwindigkeit wird als Wechsel der zeitbezogenen Maximalgeschwindigkeiten angegeben. Die arterielle Wellenform der Flußgeschwindigkeit ist typischerweise biphasisch mit einer systolischen Spitze, gefolgt von abfallender Vorflußgeschwindigkeit zum Ende der Diastole (Abb. 6). Die eigentliche Wellenform wird durch eine Anzahl von Faktoren beeinflußt. Der systolische Anstieg zur Systole A wird durch die kardiale Kontraktionskraft bedingt. Der systolische Abfall nach der Spitze ist ein kombinierter Effekt der Gefäßwandcompliance, der Entfernung des Dopplermeßpunktes von den Aortenklappen sowie eine Reflexion des peripheren Widerstandes. Der enddiastolische Fluß B wird generell als Indikator für den peripheren Widerstand anerkannt (McDonald 1974).

1.3.2 Quantitative Berechnung der mittleren, maximalen und enddiastolischen Blutstromgeschwindigkeit

Für eine exakte quantitative Auswertung des Dopplersignals ist die Kenntnis des Winkels zwischen Dopplerstrahl und Gefäß erforderlich. Die visuelle Darstellung der fetalen Aorta im Schnittbild erlaubt dies für die Aorta in jedem Einzelfall. Es kann mit einer Frequenzanalyse so über die mittlere Frequenzverschiebung während eines Herzzyklus die mittlere Blutstromgeschwindigkeit berechnet werden. Die maximale Blutstromgeschwindigkeit läßt sich über die maximale Frequenzverschiebung während der Systole A ermitteln, und die enddiastolische Blutstromgeschwindikeit läßt sich über die maximale Frequenzverschiebung am Ende der Diastole B ermitteln.

Die Nabelschnurarterie wird zwar auch im Schnittbild so dargestellt, daß die Gefäßwandechos sich parallel zur Transduceroberfläche befinden und der Dopplerstrahl in einem Winkel von 50° auftrifft. Allerdings muß aufgrund des gewundenen Verlaufs der Nabelschnurgefäße angenommen werden, daß im Einzelfall der Winkel größer oder kleiner sein kann.

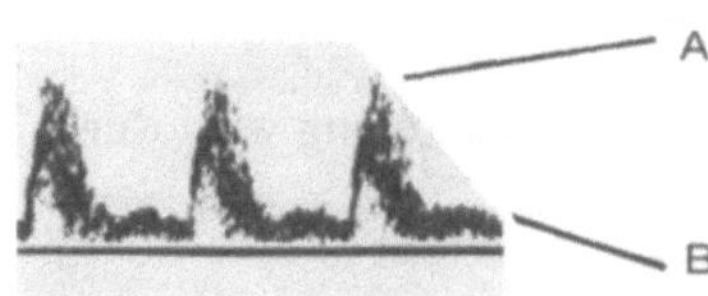

Abb. 6. Dopplerfrequenzkurve der fetalen Aorta thoracalis descendes

Der Gefäßverlauf der uterinen Arterien läßt sich nur in 30% der Fälle im Schnittbild darstellen und als horizontal zur Transduceroberfläche verlaufend nachweisen. In den übrigen Fällen kann der Gefäßverlauf ansteigend oder abfallend sein, so daß der Winkel zum Dopplerstrahl größer oder kleiner wird. Für den Einzelfall kann daher die Berechnung der Blutstromgeschwindigkeiten (maximale, mittlere und enddiastolische) in der A. umbilicalis und den Aa. uteri unkorrekt sein.

1.3.3 Qualitative Beschreibung der Dopplerfrequenzkurven (Quotient, Resistanceindex und Pulsatilitätsindex)

Die arteriellen Dopplerfrequenzkurven beschreiben eine Wellenkurve, die einen Wechsel zwischen systolischen und enddiastolischen Maximalgeschwindigkeiten wiedergibt. Diesen Wechsel der arteriellen Wellenkurven bezeichnet man als Pulsatilität. Verhältnisberechnungen zwischen systolischer Frequenzverschiebung A und enddiastolischer Frequenzverschiebung B während eines Herzzyklus sind winkelunabhängig und ermöglichen damit eine qualitative Beschreibung der Dopplerfrequenzkurve. Der Quotient zwischen A und B, als A/B Ratio bezeichnet, ist eine Möglichkeit, die Pulsatilität zu beschreiben und gilt als Maß für den Gefäßwiderstand distal des Meßpunktes (Stuart et al. 1980; Fleischer et al. 1985). Eine weitere Beschreibung der Pulsatilität gelingt durch den von Pourcelot (1974) eingeführten Resistanceindex (RI), der die Differenz zwischen maximaler Frequenzverschiebung während der Systole A und maximaler Frequenzverschiebung während der Enddiastole B dividiert durch die Maximalgeschwindigkeit angibt:

$$RI = \frac{A - B}{A} .$$

Eine dritte Möglichkeit zur Beschreibung und Quantifizierung der Pulsatilität ist der Pulsatilitätsindex (PI) von Gosling u. King (1975). Er beschreibt das Verhältnis von maximaler Frequenzverschiebung während der Systole A minus maximaler Frequenzverschiebung während der Enddiastole B dividiert durch die mittlere Frequenzverschiebung (f mean) während des gesamten Herzzyklus:

$$PI = \frac{A - B}{f\ mean} .$$

Griffin et al. (1983a, b) beurteilt den Pulsatilitätsindex zwar als genauesten Parameter zur Beschreibung der Pulsatilität und des peripheren Gefäßwiderstandes, schränkt allerdings ein, daß bei fehlenden enddiastolischen Frequenzverschiebungen dieser Parameter in seiner Qualität fragwürdig wird. Da bei fehlender enddiastolischer Frequenzverschiebung der Quotient (A dividiert durch B) nicht zu berechnen ist und da der Resistanceindex in diesem Fall 1 beträgt, wird bei den folgenden Untersuchungen bei nicht nachweisbarer enddiastolischer Frequenzverschiebung ein Wert von 75 Hz eingesetzt. Dies entspricht der Hälfte des angewandten Gefäßwandfilters von 150 Hz.

Die beschriebenen Parameter maximale, mittlere und enddiastolische Geschwindigkeit sowie Quotient, Resistanceindex und Pulsatilitätsindex werden für die fetale Aorta berechnet, für die A. umbilicalis und die Aa. uterinae lediglich der Quotient, der Pulsatilitätsindex und der Resistanceindex. Dazu werden für jedes Gefäß und jeden Einzelfall 10 Herzzyklen berücksichtigt. Diese werden nach ihrer optimalen Wiedergabequalität ausgewählt. Mittels der Frequenzanalyse wird von jedem Herzzyklus vom Beginn einer Systole bis zum Beginn der nächsten Systole die mittlere Frequenzverschiebung ermittelt und in Abhängigkeit des Winkels zwischen Dopplerstrahl und Gefäß die mittlere Blutstromgeschwindigkeit berechnet.

Von der eingefrorenen Dopplerfrequenzkurve werden auf dem Bildschirm mit einem elektronischen Marker die maximale systolische Frequenzverschiebung und die maximale enddiastolische Frequenzverschiebung abgelesen.

Für die fetale Aorta wird unter Zugrundelegung der mittleren Flußgeschwindigkeit und des mittleren aortalen Durchmessers das mittlere Flußvolumen bestimmt. Das absolute Flußvolumen in ml/min wird auf das Fetalgewicht bezogen, welches nach den Hansmann-Tafeln (Hansmann et al. 1985) für die Ultraschallbiometrie bestimmt wird.

1.4 Fehlermöglichkeiten

1.4.1 Fehler bei der quantitativen Dopplermessung

Fehlerquellen bei der Bestimmung der Blutstromgeschwindigkeit und des Flußvolumens resultieren u. a. aus unkorrekter Winkelbestimmung, aus Frequenzüberschätzung durch Hochpaßfilter und durch ungenaue Bestimmung des Gefäßdurchmessers.

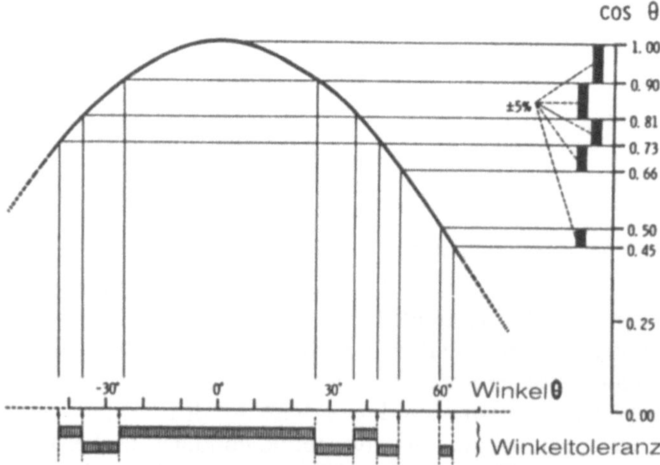

Abb. 7. Winkeltoleranz für eine 5%ige Meßgenauigkeit. (Aus Warnking 1986)

Fehler durch Winkelmessung

Die Dopplerfrequenzverschiebung ist direkt proportional zum Cosinus des Winkels zwischen Dopplerstrahl und Gefäß. Die Cosinusfunktion ist ziemlich flach für kleine Winkel (Abb. 7). Unter 25° bleibt die Meßgenauigkeit der Frequenzverschiebung innerhalb einer 5%igen Streuung. Für Messung um 50° bedingt eine ungenaue Winkelbestimmung von 4° einen Fehler von 5% bei der Berechnung der Frequenzverschiebung. Bei größeren Winkeln als 60° verursachen kleine Winkelungenauigkeiten größere Fehler. Bei Winkeln um 80° ist eine Genauigkeit der Winkelbestimmung auf 0,5° erforderlich, um die Frequenzverschiebung ± 5% exakt anzugeben.

Fehler durch Hochpaßfilter

Der Blutstrom insbesondere in arteriellen Gefäßen verursacht Gefäßwandbewegungen, die die dopplersonographisch gemessene Frequenzverschiebung verfälschen. Die von der Dopplersonde registrierten niedrigen Frequenzen der Gefäßwandbewegung können durch sogenannte Hochpaßfilter unterdrückt werden. Die Hochpaßfilter erlauben ausschließlich ein Passieren höherer Frequenzen. Bei einem parabolischen Flußprofil wie im venösen System oder während der Diastole in der fetalen Aorta ist die Intensität der Frequenzen gleich verteilt. Niedrige und hohe Frequenzen kommen gleich häufig vor. Bei Filterung oder Auslöschung der niedrigen Frequenzen führt die Berechnung der mittleren Frequenz zu einer Überschätzung des Wertes und damit zu einr Überschätzung der mittleren Blutstromgeschwindigkeit bzw. des mittleren Flußvolumens (Abb. 8). Ein Filter von 150 Hz bedingt eine Überschätzung der mittleren Blutstromgeschwindigkeit von 4,5 cm/s bei einer 2-MHz-Sonde und einem Winkel von 50° (Warnking 1986). Da das Flußprofil bei Strömen im arteriellen Gefäßsystem zwischen flachem Fluß-

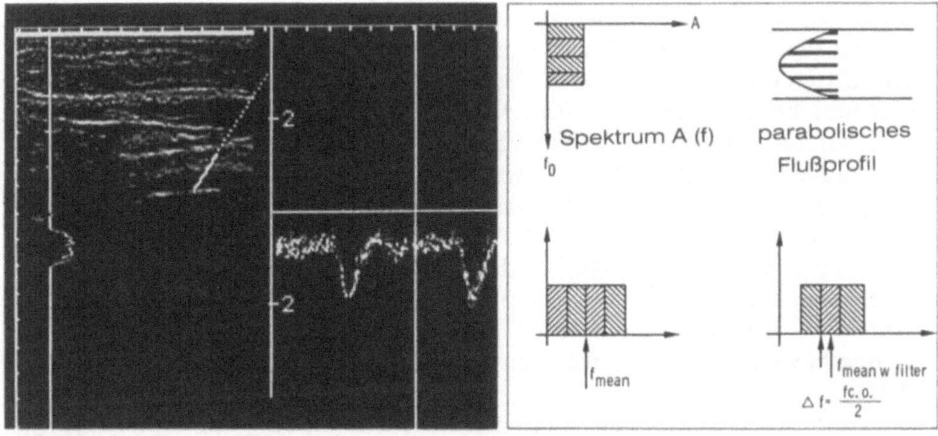

Abb. 8. Überschätzung der mittleren Verschiebungsfrequenz bei parabolischem Flußprofil im venösen System oder während des diastolischen Zeitabschnittes im arteriellen System. (Aus Warnking 1986)

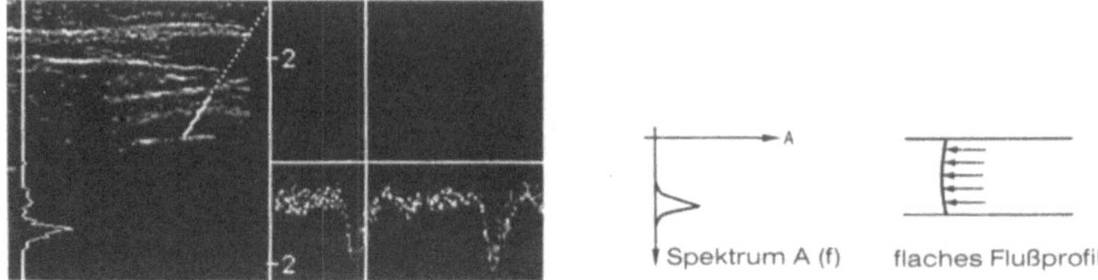

Abb. 9. Flaches Flußprofil während der Systole im arteriellen Gefäßsystem mit fast ausschließlich hohen Frequenzen. (Aus Warnking 1986)

profil in der Systole und parabolischem Flußprofil in der Diastole wechselt, verringert sich diese Frequenzüberschätzung bei pulsatilem Blutstrom. Im systolischen Zeitabschnitt treten kaum niedrige Frequenzen auf (Abb. 9). Die Frequenzüberschätzung kann bei parabolischem Fluß minimiert werden, indem der Hochpaßfilter auf eine möglichst niedrige Stufe eingestellt wird.

Fehler bei der Gefäßdurchmesserbestimmung

Die Bestimmung des Flußvolumens in ml/min erfordert die Berechnung des Produktes aus der Blutstromgeschwindigkeit und dem Querschnitt des Gefäßvolumens. Bei Annahme eines kreisrunden Gefäßquerschnitts berechnet sich die Oberfläche nach der Formel $\pi \cdot r^2$. Fehler bei der Gefäßdurchmesserbestimmung werden bei der Flußvolumenbestimmung quadriert.

Folgende Probleme beeinflussen eine korrekte Gefäßdurchmesserbestimmung:

– Die sonographische Darstellung des Gefäßwandechos läßt nicht sicher entscheiden, ob die starke Ultraschallreflexion an der Gefäßwand außen oder innen entsteht. Im Rahmen einer In-vitro-Untersuchung (Israel 1985) zeigte sich, daß der Innendurchmesser eines Plastikschlauches dem Innendurchmesser auf dem Ultraschallbild entspricht. Daher werden in eigenen Untersuchungenn nur Innendurchmesser bestimmt. Andere Autoren (Eik-Nes et al. 1981; Griffin et al. 1983) bestimmen den Gefäßdurchmesser, indem sie die proximale Gefäßwand außen und die distale Gefäßwand innen abgreifen.
– Die großen fetalen Gefäße haben im letzten Schwangerschaftstrimenon einen relativ kleinen Durchmesser von 3,5–8 mm. Im Verhältnis zur Distanzbestimmung der elektronischen Marker des Ultraschallgerätes sind diese Absolutdurchmesser sehr gering. Im vergrößerten Schnittbild können die Marker in kleineren Schritten versetzt werden. Hieraus resultiert die Forderung, daß Gefäßdurchmesser nur im vergrößerten Schnittbild zu bestimmen sind (Warnking 1986).
– Die arteriellen Gefäßwände ändern den Gefäßdurchmesser von der Systole zur Diastole um etwa 1 mm. Zur Berechnung des Mittelwertes bieten sich verschiedene Möglichkeiten an. Eik-Nes berichtet 1982 über eine 10fach wiederholte Messung am eingefrorenen Schnittbild. Seine Werte waren mit einer Schwan-

kungsbreite von 0,4 mm reproduzierbar. Griffin et al. (1983) gibt mit der gleichen Methode einen Fehler von 0,65 mm an.

Eine weitere Möglichkeit ist die Time-motion-Registrierung der Gefäßwandbewegung. Marsal et al. (1984) schlägt eine Time-distance-Registrierung vor. Der über mehrere Sekunden registrierte und eingefrorene Time-motion-Streifen erlaubt eine Bestimmung des Gefäßdurchmessers während verschiedener Herzzyklen.

Sonstige Fehlermöglichkeiten

Nach einer In-vitro-Testung des Duplexsystems der Firma Kranzbühler im Helmholtz-Institut der RWTH Aachen (Israel 1985) wurden neben den beschriebenen Fehlermöglichkeiten weitere systematische Fehler durch die Geometrie des Probevolumens, die Energieverteilung des Dopplerstrahls und die Schallverstärkung aufgezeigt. Die Addierung der genannten Fehlermöglichkeiten wird in der von Israel erstellten Abbildung verdeutlicht. Hierbei zeigt sich, daß unter laminaren Strombedingungen (im venösen Stromgebiet), also bei parabolischem Flußprofil, die dopplersonographisch errechnete und experimentell gemessene Blutstromgeschwindigkeit zwischen 5 und 20% höher liegt als die tatsächliche Stromgeschwindigkeit (Abb. 10).

Für ein flaches Flußprofil wie bei pulsatilem Fluß (im arteriellen Stromgebiet) ermittelte Israel dopplersonographisch ein wesentlich geringeres Abweichen von der tatsächlichen Blutstromgeschwindigkeit (Abb. 11).

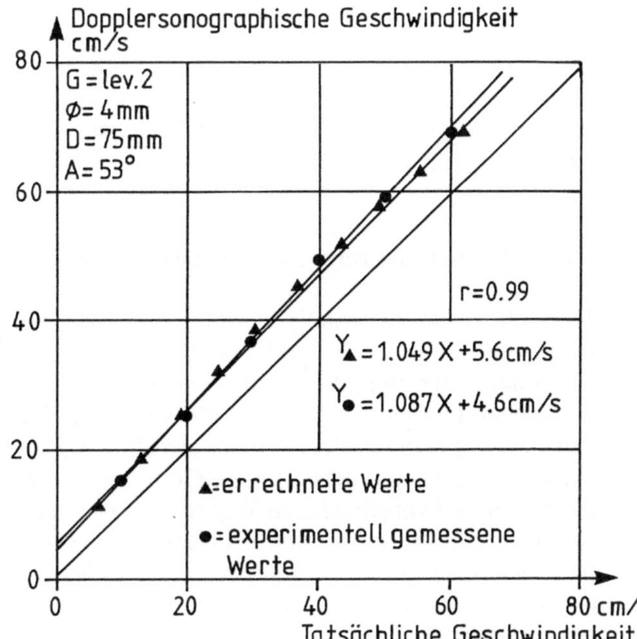

Abb. 10. Dopplerfrequenzüberschätzung des Kranzbühler-Duplexsystems bei Summierung aller Fehlermöglichkeiten unter laminaren Flußbedingungen. (Aus Israel 1985)

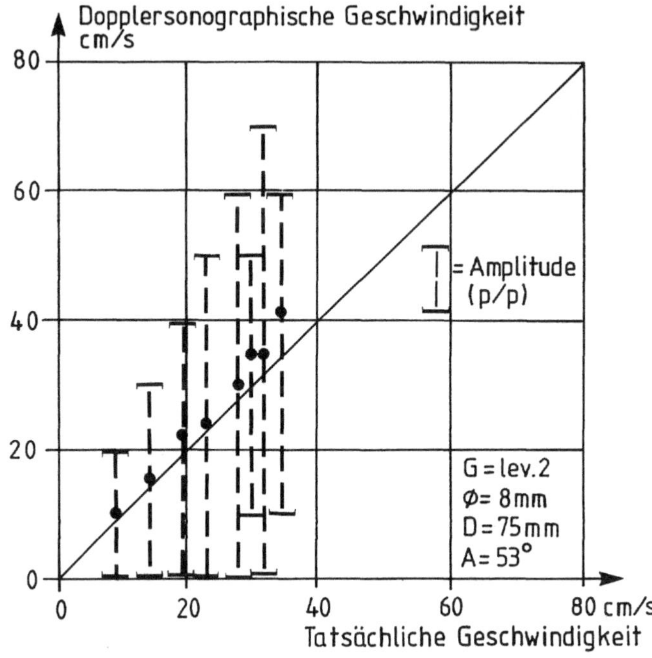

Abb. 11. Geringfügiges Abweichen der Dopplergeschwindigkeit von der tatsächlichen Blutstromgeschwindigkeit bei pulsatilem Fluß. (Aus Israel 1985)

Für eine klinische Anwendung beschränken sich die meisten Autoren auf eine Analyse des Dopplerspektrums und eine Quantifizierung der Blutstromgeschwindigkeit (Griffin et al. 1983; Joupilla et al. 1984; Marsal et al. 1985) und Frequenzverschiebung, um über Indizesberechnung den arteriellen Widerstand zu beurteilen.

Atembewegungen des Feten führten zu einem Anstieg der Blutstromgeschwindigkeiten, in der A. umbilicalis um 18,5% und in der fetalen Aorta um 16% (Marsal et al. 1984). In der Inspirationsphase ist ein kurzer Abfall der Flußgeschwindigkeiten zu registrieren, in der Exspirationsphase ein Anstieg.

1.4.2 Fehler bei der qualitativen Kurvenbeurteilung

Grundsätzlich kann festgestellt werden, daß die qualitative Auswertung der Dopplerkurven eine große Verläßlichkeit zeigt (Schmidt et al. 1988).

In die qualitative Berechnung der oben beschriebenen Parameter geht der Winkel zwischen Dopplerstrahl und Gefäß nicht ein. Während sich die Höhen der Systole A und der Diastole B sowie der errechnete Wert f *mean* in Abhängigkeit vom Winkel verändern, unterliegen die Quotienten, die aus diesen Werten gebildet werden, bei den verschiedenen Winkeln relativ geringen Schwankungen. Bei In-vitro-Untersuchungen konnten Schmidt et al. (1988) für Winkel zwischen 30 und 60° zeigen, daß die Standardabweichungen des Resistanceindex am geringsten ausfielen, so daß dieser Parameter unabhängig vom Winkel als sehr zuverlässig angesehen werden darf.

Schmidt et al. geben einen vernachlässigbaren Einfluß der Meßtiefe bei Untersuchungen zwischen 4 und 13 cm Meßtiefe auf die Werte A, B und f *mean* an. Ebenso ohne Einfluß bleibt nach ihren Angaben der Einfluß des Hochpaßfilters auf die Parameter A/B-Quotient, Resistanceindex und Pulsatilitätsindex. Auch die Lage des "sample volume" hat wohl keinen Einfluß auf den Resistanceindex. Für die A/B-Ratio und den Pulsatilitätsindex ergeben sich je nach Lage des "sample volume" Standardabweichungen zwischen 8 und 10%.

Am gravierendsten wirkt sich wohl der optische Ablesefehler bei der Ermittlung der Höhe von Systole A und der Höhe von Diastole B aus. Der Meßfehler ist im Halb-Millimeterbereich anzusiedeln. Dies fällt besonders bei kleinen Diastolenhöhen B ins Gewicht, wobei sich Meßfehler stärker auswirken als bei den größeren Höhen der Systolen A. Entsprechend der Gewichtung dieser beiden Meßwerte ist beim Resistanceindex daher im Vergleich zu den anderen Parametern der geringste Meßfehler zu erwarten. Untersuchungen von Schmidt et al. (1988) bestätigen dies.

2 Die biologische Wirkung des Ultraschalls

Die breite Anwendung der Ultraschalldiagnostik auf die gesamte Bevölkerung läßt die wichtige Frage nach unerwünschten Nebenwirkungen aufkommen. Diese Frage ist von besonderer Bedeutung für die Schwangerschaftsdiagnostik, in der wachsende Embryonen bzw. Feten dem Ultraschall ausgesetzt werden.

Als schädigende Auswirkung des Ultraschalls müssen morphologische, funktionelle und chromosomale Veränderungen am Gewebe bzw. einer Zelle in Betracht gezogen werden.

Die Entstehungsweise dieser möglichen Schädigungen kann auf drei Arten erklärt werden:

- Wärmewirkung des Ultraschalls (infolge der inneren Reibung der in Schwingung versetzten Teilchen),
- Kavitationswirkung (Entstehung von Gasblasen),
- direkte chromosomale Auswirkung des Ultraschalls.

Die eingestrahlte mechanische Energie wird absorbiert und tritt mit dem Gewebe in Interaktion. Entscheidend ist dabei die Frage, ob genetische Schäden, teratogene bzw. somatische Veränderungen oder eine Karzinogenese des Ultraschalls nachgewiesen werden können. Auch die Frage, ob eine Abhängigkeit einer möglichen Ultraschallschädigung von dessen Frequenz, Intensität, Einwirkungsdauer und der zeitlichen Verteilung besteht, ist von großer Wichtigkeit.

Zahlreiche Untersuchungen zu diesen Fragestellungen sind in den letzten Jahren und Jahrzehnten durchgeführt worden. Viele dieser Untersuchungen kommen zu völlig konträren Ergebnissen. Die Mehrzahl der Versuche wurde *in-vitro* durchgeführt und ist daher nur mit großen Einschränkungen und Zweifeln auf die klinische Ultraschallanwendung übertragbar.

Häufig wurden als Kriterien zur Schädigung durch Ultraschall sog. "sisters chromatid exchanges" (SCE) herangezogen, wobei von zahlreichen Autoren deren Aussagefähigkeit angezweifelt wird (Gebhart 1981; Brulfert et al. 1984; Jacobson-Kram 1984; Morris et al. 1978; Rott 1981; Wegner u. Meyenburg 1982; Wegner et al. 1980). Dementsprechend fanden einige Autoren (nichtsignifikante) Unterschiede bezüglich der SCE zwischen ultraschallbestrahltem Gewebe und Kontrollgruppen, während andere Autoren bei genau derselben Versuchsdurchführung keinerlei Unterschiede aufzeigten. Auf das Phänomen der SCE haben zahlreiche Faktoren wie beispielsweise die Gewebepräparation Einfluß, so daß eine Zuverlässigkeit dieses Schädigungskriteriums hinsichtlich der bekannten Fragestellung wohl nicht gegeben ist. Auch ultraschallbestrahlte Lymphozytenkulturen zeigten keine Veränderung durch Ultraschalleinwirkung (Miller et al. 1983).

Es existieren Berichte, daß Ultraschall Veränderungen an Ovarien von Mäusen in Abhängigkeit von der eingestrahlten Energie verursacht haben soll (Bailey et al. 1983), doch ist hieraus nach Rott (1987) kein Rückschluß auf die Risiken des Ultraschalls abzuleiten.

Auch gibt es Berichte über vermehrte Hämolyse nach Ultraschallapplikation (Millner et al. 1983; Williams u. Miller 1980). Ebenso soll die Ultraschallenergie für Skelettstörungen bei Mäusen verantwortlich sein und laut tierexperimenteller Untersuchungen eine gewisse Minderperfusion der Plazenta bewirken (Hara 1980; Kelman et al. 1986). Ultraschallinduzierte Gasblasen können die Blutstrombahn verlegen (Kort u. Kronzon 1982). Zellalterationen, die durch Ultraschall bewirkt sein sollten, waren in einem In-vitro-Experiment angeblich noch 10 Zellgenerationen später nachweisbar (Liebeskind et al. 1982). Auch die „Zellbalance" bezüglich der Zellteilung soll durch Ultraschall beeinflußbar sein, beispielsweise die Fibroblastenaktivität gesteigert werden (Millner et al. 1983; Pinamonti et al. 1986). Bei Untersuchungen der Ultraschallwirkung auf Hühnerembryoherzen wurden neben der Steigerung der Herzfrequenz in Abhängigkeit von der eingestrahlten Energie Zellödeme, Mitochondrienschwellungen, Vakuolenbildung, Verlust von Chromatin etc. festgestellt (Ruckman et al. 1986). Auch liegen Berichte vor, die eine geringere Schwangerschaftsrate bei In-vitro-Fertilisationen postulieren, wenn dabei häufig eine Follikelmessung mittels Ultraschall vorausgegangen ist (Demoulin et al. 1985).

Dagegen existieren wesentlich mehr Untersuchungen, die zu dem Ergebnis kommen, daß der Ultraschall, wie er in der Klinik Anwendung findet, unschädlich sei.

So konnten keine Auswirkungen des Ultraschalls auf Bakterienwachstum, Ovarialgewebe beim Hamster, menschliche Zellen, die durch Amniozentese gewonnen wurden, menschliches Hodengewebe oder anderes menschliches Gewebe festgestellt werden (Barnett et al. 1982; Becher et al. 1983; Lundberg et al. 1982; Kimmel et al. 1983; Wegner et al. 1980). Auch wurde widersprochen, daß bei der In-vitro-Fertilisation durch Ultraschallwirkung geringere Schwangerschaftsraten zustande kämen (Puissant et al. 1984).

Da in diesen kontrovers diskutierten Untersuchungen häufig die Art des verwendeten Ultraschalls und dessen zeitliche Einwirkung nicht genau definiert wurden, ist ein Vergleich dieser Arbeiten sehr problematisch. Doch verwendeten viele Autoren, die zu dem Schluß kamen, daß Ultraschall eine Wirkung auf Zellen habe, verhältnismäßig sehr hohe Energien und sehr lange Einwirkzeiten. Interessant erscheinen Erhebungen über den Einfluß in der Schwangerschaft erfolgter Ultraschalluntersuchungen auf das "fetal outcome". Dabei zeigte sich nämlich, daß durch die Risikofrüherkennung mittels Ultraschall die Ergebnisse in der Ultraschallgruppe deutlich besser ausfielen (Eik-Nes et al. 1984). Die Morbidität und Letalität in dieser Gruppe waren vermindert.

Auch konnte in aufwendig durchgeführten retrospektiven Untersuchungen gezeigt werden, daß seit Einführung der Sonographie in die geburtshilfliche Routine keine Zunahme der Malignome oder Mißbildungen bei Kindern nachzuweisen ist (Cartwright et al. 1984; Kinnier-Wilson u. Waterhouse 1984).

Neurologische Untersuchungen und IQ-Erhebungen bei 10- bis 12jährigen Kindern zeigten keinen Unterschied zwischen Gruppen, die in der Schwangerschaft sonographisch kontrolliert wurden und Gruppen, die ohne Ultraschalluntersuchung waren (Stark et al. 1984).

Bei in der Literatur vorgestellten *In-vitro*-Studien findet sich kein überzeugender Beweis für eine nachteilige Wirkung der Ultraschalldiagnostik. Eine amerikanische Studie (Zinskin 1972) fand bei Ultraschalluntersuchungen an 121 000 Patienten keinen schädigenden Effekt. Eine kanadische multizentrische Studie (EHD 1980) mit über 1,2 Mio. Ultraschalluntersuchungen an 340 000 Patienten gab nur für einen Patienten einen Nebeneffekt an, dessen Art nicht mitgeteilt wurde.

Zahlreiche Untersuchungen über die Wirkung des diagnostischen Ultraschalls auf den menschlichen Feten wurden durchgeführt. Eine frühe Studie zu diesem Thema veröffentlichten Hellman et al. (1970). Bei 1 114 ultraschalluntersuchten Schwangeren aus den USA, Schweden und Schottland fand man eine fetale Mißbildungsrate von 2,7%. Die Autoren stellten dem eine fetale Mißbildungsrate von 4,8% gegenüber, die man bei 63 238 Einlingsgeburten in den USA gefunden hatte. Der Unterschied war statistisch signifikant. Möglicherweise hatten echographisch entdeckte Mißbildungen zu Schwangerschaftsabbrüchen geführt, wodurch die Mißbildungsrate am Endtermin kleiner war.

Eine jüngere Studie von Scheidt et al. (1978) berichtet von 1 907 Kindern, die auf 127 Merkmale bezüglich der Schwangerschaft, der Geburt und der postpartalen Periode untersucht wurden. Bei 297 Kindern war in utero eine Diagnostik mit Ultraschall und Amniozentese durchgeführt worden, bei 661 lediglich eine Amniozentese und bei 949 weder Ultraschall noch Amniozentese. Die Untersuchungen erfolgten bis zum Abschluß des ersten Lebensjahres. Dabei zeigten sich Reflexabnormitäten in der Gruppe mit Ultraschall- und Amniozenteseuntersuchungen häufiger als in der Gruppe ohne beide Untersuchungen. Diese Differenz ließ sich zwischen der Gruppe mit erfolgter Ultraschalluntersuchung und Amniozentese und der Gruppe ohne Ultraschalluntersuchung, aber mit Amniozentese nicht nachweisen. Das häufiger nachgewiesene abnorme Reflexverhalten ließ sich also nicht der Ultraschallwirkung zuschreiben.

Moore et al. (1982) berichten über eine retrospektive Analyse von 2 135 Einlingen, bei denen sich ein statistisch signifikanter Zusammenhang zwischen der Ultraschalldiagnostik und einer Wachstumsretardierung fand. Die Möglichkeit, daß bei einer Risikoschwangerschaft häufiger eine Ultraschalldiagnostik durchgeführt wird, wurde bei dieser Analyse nicht berücksichtigt. Einen 90%igen Anstieg der fetalen Aktivität beobachten David et al. (1975) während der Registrierung der fetalen Herzfrequenz mit einem Dopplergerät gegenüber einer 15minütigen Kontrollperiode ohne Dopplerregistrierung. Die Beurteilung der fetalen Aktivität erfolgte nach subjektiven Angaben der Mutter.

Im folgenden soll im einzelnen kurz auf die bekannten Auswirkungen des Ultraschalls auf ausgewählte biochemische Parameter eingegangen werden: Es konnten in zahlreichen Experimenten keine Chromosomenaberrationen festgestellt werden (Galperin-Lemaintre et al. 1975; Trenton et al. 1977). Energiedosen, wie sie in der Schwangerschaftsdiagnostik Verwendung finden (bis 20–30 mW/cm^2), bewirken keinen Schaden an der DNS. Bei Anwendung von Ultraschallintensitäten über 1 W/cm^2 wie in der therapeutischen Ultraschallanwendung werden dagegen DNS-Brüche beobachtet (Galperin-Lemaitre et al. 1975). Unter einer Intensität von 50 mW/cm^2 – wie beim diagnostischen Ultraschall – sind derartige Veränderungen ausgeschlossen (Treton et al. 1977). Die Untersuchungen, die zu diesem Schluß gelangten, wurden in vitro vorgenommen. Es darf davon ausgegangen werdsen, daß in vivo die DNS wesentlich unsensibler gegen derartige Schädigungen ist, da Proteinkomplexe einen protektiven Einfluß haben und die eingestrahlte Energie eine andere Verteilung findet.

In-vivo-Untersuchungen zeigten, daß Ultraschall in der Lage ist, oxidative Enzyme in Leber, Milz und Niere zu hemmen und hydrolytische Enzyme zu aktivieren (Farkas et al. 1972). Bei weit höheren Intensitäten, als in der Ultraschalldiagnostik gebräuchlich, sind Enzymaktivitätsänderungen in vitro bekannt (El'Piner u. Bronskaya 1970).

Der Einfluß des Ultraschalls auf ganze Zellen bzw. Zellkulturen hängt von deren Zellzyklus ab. So sind Zellen in der M- bzw. der G_1-Phase wesentlich resistenter als Zellen der G_2- und S-Phase (Martins et al. 1977). In Abhängigkeit von der verwendeten Ultraschallintensität sind Zellysis und Reduzierung der Überlebensrate von Säugetierzellen als Reaktion auf die Ultraschalleinwirkung bekannt (Sacks et al. 1981; Clark u. Hill 1969; Kaufman et al. 1977, Hill 1972; Li et al. 1977; Watmough et al. 1977; Hedges u. Leeman 1979). Erstaunlich ist dabei, daß Zellverbände offenbar anfälliger sind als Einzelzellen. Gepulster Ultraschall scheint eine niedrigere Reduktion der Zellüberlebensrate zu bewirken als kontinuierlicher. Die beschriebenen Effekte auf die Zellen sind allerdings für deutlich höhere Intensitäten angegeben, als sie in der Medizin Verwendung finden.

Auch die Teilungsfähigkeit ist nach langer Einwirkung hoher, in der Medizin nicht angewandter Intensitäten reduziert, wobei diese Effekte sich auch noch Zellgenerationen später auswirken können (Liebeskind et al. 1981). Reparaturvorgänge finden statt.

Funktionelle und strukturelle Veränderungen an Zellorganellen sind bekannt, wobei auch hier sehr viel höhere Energien verabreicht werden müssen, als in der Medizin üblich: Freisetzung lysosomaler Enzyme durch Auflösen der Lysosomen, Mikrovillibildung, Schwellung von Mitochondrien und des endoplasmatischen Retikulums (Stephens et al. 1980; Wiliams 1971; Taylor u. Pond 1972; Liebeskind et al. 1981). Auch ein verändertes Verhalten der Membranpermeabilität von Zellen nach Applikation sehr hoher Ultraschallenergien ist beobachtet worden (Watmough et al. 1977; Williams 1971). Dieser Effekt ließ sich allerdings nur in vitro nachweisen.

Auf die Proteinsynthese übt der Ultraschall wohl einen aktivierenden Einfluß aus: In Fibroblasten zeigt sich eine Steigerung der Proteinsynthese nach entsprechender Exposition um ca. 30% (Webster et al. 1978).

Zusammenfassend muß also festgestellt werden, daß zwar keine absolute Schwelle bezüglich der Ultraschallenergie angegeben werden kann, ab der sich Ultraschall schädigend auswirken kann. Wohl zeigt sich aber, daß sich bei den in der Diagnostik verwendeten Energien keinerlei Schädigung des menschlichen Zellmaterials feststellen läßt.

Einen Effekt – nicht gleichzusetzen mit Schädigung – läßt sich dagegen bei den Ultraschallintensitäten feststellen, die in der therapeutischen Ultraschallapplikation Anwendung finden. Doch dieser Effekt ist ja gerade erwünscht und erzielt.

Die aufgezeigten Ultraschalleffekte auf das Zellmaterial sind vorwiegend in vitro untersucht worden. Eine Übertragung auf die Situation in vivo, wo eine deutliche Verteilung der Energie stattfindet, ist nur bedingt zulässig. Der Schluß ist erlaubt, daß von der diagnostischen Ultraschallanwendung keinerlei Gefahr oder Risiko ausgeht.

3 Praktisches Vorgehen bei der Dopplermessung

Die dopplersonographische Blutflußmessung erfolgt im letzten Schwangerschaftstrimenon nach orientierender Schnittbilddarstellung in fetaler Ruhepause. Rumpf-, Extremitäten- und Atembewegungen des Feten erschweren und verfälschen die Registrierung gleichmäßiger und repräsentativer Dopplerfrequenzkurven besonders in fetaler Aorta und A. umbilicalis.

Eine zeitaufwendige Biometrie führt häufig zu vermehrter fetaler Aktivität und ist deshalb erst im Anschluß an die Doppleruntersuchung sinnvoll.

Unterschieden werden muß, ob die Doppleruntersuchung mit einem Ultraschallgerät, das mit einem Linear-array-Schallkopf und separatem Doppler, bei dem der Dopplerstrahl in konstantem Winkel abgestrahlt wird, erfolgt oder ob ein Gerät zur Anwendung kommt, in dessen Sektor-, Phased-array- oder Linearschallkopf der Dopplerbetrieb integriert ist und somit unter Umständen alternierend zum Real-time-Schnittbild gedopplert wird. Hier ist der Abstrahlwinkel des Dopplers variabel einstellbar (s. 1.2).

3.1 Aorta thoracalis descendens fetalis

Bei der Dopplermessung der Aorta thoracalis descendens fetalis wird der Real-time-Transducer mit der kombinierten Dopplersonde längs der Längsachse des Feten ausgerichtet, um einen möglichst langen Schnitt der fetalen Aorta im thorakalen Bereich darzustellen. Gleichzeitig ist darauf zu achten, daß sich fetale Aorta und Transduceroberfläche parallel zueinander befinden. Der Dopplerstrahl schneidet dann die fetale Aorta bei dem oben beschriebenen vorgegebenen Einstrahlwinkel in einem Winkel von 50°. Das Dopplerfenster, sichtbar durch einen helleren Bereich auf dem Dopplerstrahl, wird so positioniert, daß es das gesamte Gefäß bedeckt. Bei frei passierendem Dopplerstrahl ohne Fortleitungsstörungen durch vorgelagerte Knochen wie Rippen oder Extremitäten entstehen ein gut hörbares Dopplersignal und die visuelle Darstellung der Dopplerfrequenzkurve auf dem Bildschirm. Die Real-time-Schnittbilddarstellung mit Gefäß und Dopplerstrahl ermöglicht bei Simultanbetrieb eine korrekte Positionierung. Hierdurch läßt sich der Winkel zwischen Gefäß und Dopplerstrahl konstant halten, und das Probevolumen bleibt gefäßbedeckend. Während einer fetalen Ruhephase, also ohne Rumpf-, Extremitäten- oder Atembewegungen, wird die fetale Dopplerkurve auf dem Tonband eines Stereokassettenrekorders registriert. Die Registrierdauer einer gut auswertbaren Kurve beträgt 20–30 s. In 90–95% der Fälle

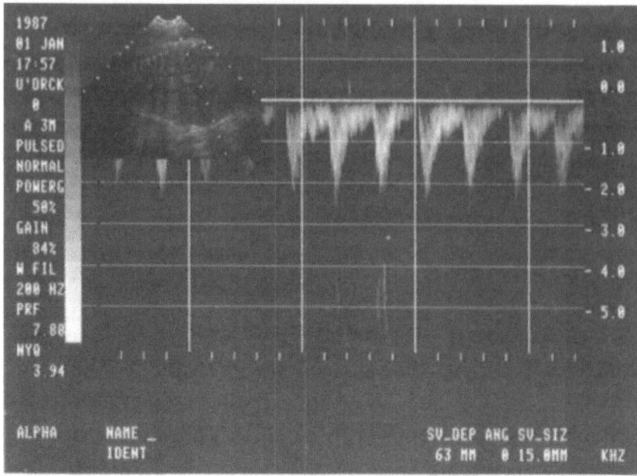

Abb. 12. Fetale Aorta,
im Dopplersonogramm
dargestellt (Rücklauf)

läßt sich von der fetalen Aorta ein auswertbares Dopplersignal erhalten. Nach Registrierung der Dopplerkurve kann der Durchmesser der fetalen Aorta bestimmt werden.

Die bis 1985 berechneten aortalen Flußvolumina basieren auf folgendem Vorgehen: An der Schnittstelle zwischen Dopplerstrahl und Aorta wird, wie beschrieben, ein Time-motion-Streifen erzeugt, der über eine Dauer von 2,5 s eingefroren werden kann und auf dem Bildschirm neben dem Dopplerspektrum erscheint. Mit elektronischen Markern wird der Innendurchmesser in Systole und Diastole bestimmt. Der Mittelwert dieser Messungen gilt als repräsentativer mittlerer Aortendurchmesser und wird für die weitere Bestimmung des Flußvolumens unter Annahme eines runden Gefäßquerschnitts berücksichtigt (Abb. 4c links).

Kommt ein Ultraschallgerät zur Anwendung, in dessen Schallkopf, wie beschrieben, der Dopplerbetrieb integriert ist, so ist ebenfalls die thorakale Aorta im Längsschnitt auf eine möglichst lange Strecke darzustellen. Im Real-time-Bild wird dann der Dopplerstrahl mit "sample volume" so ausgerichtet, daß er mit einem Winkel unter 55° das Blutgefäß schneidet. Nun wird das Gerät auf Dopplerbetrieb umgeschaltet, sofern ein Simultanbetrieb nicht möglich ist. Das Dopplerbild kann eingefroren und beispielsweise mit einem angeschlossenen Thermodrucker aufgezeichnet werden. Das Zurückschalten auf die Schnittbilddarstellung ist zur Lagekontrolle des Dopplerstrahls notwendig.

Die Winkelbestimmung zwischen Dopplerstrahl und Gefäß kann im Real-time-Sonographiebild geschehen (Abb. 12).

3.2 A. umbilicalis

Als weiteres Gefäß wird die A. umbilicalis gemessen. Hierbei sucht man die Nabelschnur im Bereich der kleinen Teile auf der Ventralseite des Feten im Ultraschallschnittbild auf und richtet den Dopplerstrahl auf einen frei zugänglichen

Nabelschnurteil möglichst plazentanah aus. Die Registrierung der Aufnahme auf Tonband kann wie bei der Aorta über 20–30 s während einer fetalen Ruhe- und Apnoephase erfolgen. Bei Geräten mit angeschlossenem Drucker können mehrere Pulsaktionen ausgedruckt werden, um später die qualitativen Dopplerparameter hiervon abzuleiten.

Eine Gefäßdurchmesserbestimmung zur Volumenberechnung ist wegen des geringen Gefäßquerschnittes nicht sinnvoll. Eik-Nes et al. (1981) hat in einer Modelldarstellung demonstriert, daß bei einem Gefäßdurchmesser von 4 mm und einer Meßungenauigkeit von 1 mm der Fehler der Flußvolumenbestimmung über 50% beträgt. Ebenso ist eine Flußgeschwindigkeitsberechnung für den Einzelfall problematisch, da sich bei dem gewundenen Nabelschnurverlauf keine exakte Winkelbestimmung zwischen Dopplerstrahl und Umbilikalarterie bestimmen läßt. Eine saubere Registrierung der Dopplerprofilkurve der Umbilikalarterie gelingt in über 95% der Fälle. Lediglich in den seltenen Fällen einer Oligo- und

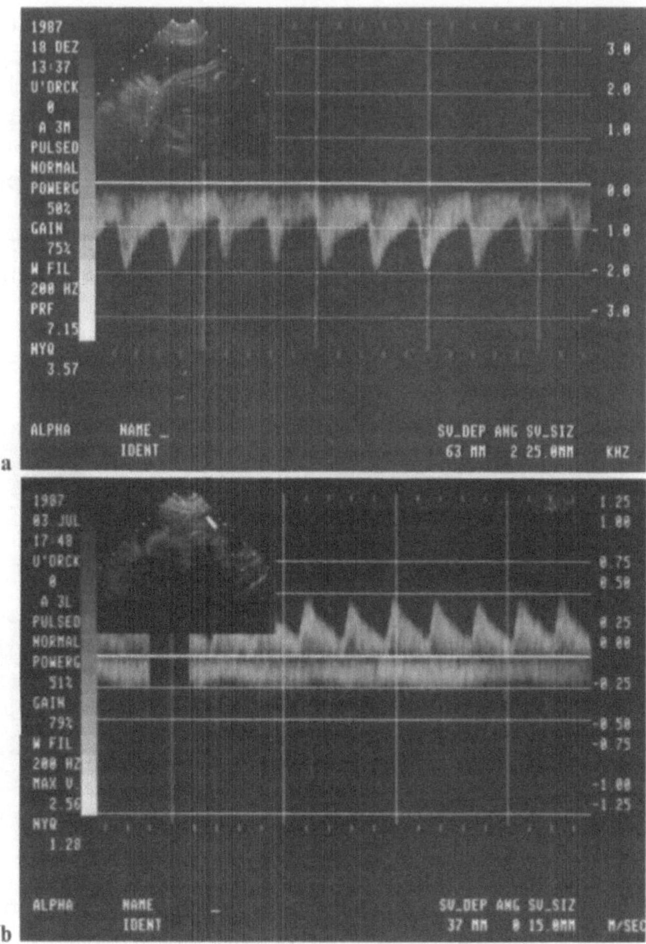

Abb. 13 a, b. Dopplersonogramm einer Umbilikalarterie im Rücklauf (**a**) und im Vorlauf mit Nabelschnurvene im Rücklauf (**b**)

Ahydrämie oder nach einem Blasensprung kann die Registrierung der Dopplerkurve in der Umbilikalarterie Probleme bereiten.

Bei Geräten mit zum Real-time-Betrieb alternierendem Doppler wird auch hier zuerst im Schnittbild die Nabelschnur dargestellt und der Dopplerstrahl mit "sample volume" auf das zu untersuchende Gefäß ausgerichtet. Dann erfolgt die Umstellung auf den Dopplerbetrieb mit der Registrierung der Dopplerkurven (Abb. 13a, b).

3.3 Aa. uteri

Als drittes Gefäß wird ein Ast der A. uterina an der Uterusoberfläche aufgesucht und dopplersonographisch untersucht. Hierbei wird nach der von Campbell (1983) angegebenen Methode vorgegangen. Von dem Hauptast der A. uterina laufen dünne Äste (Aa. arcuatae uteri) über die Oberfläche der Uterusmuskulatur, bevor diese in die Aa. radiales übergehen. Man findet die Äste der A. uterina kranial der Bifurkation der A. ilíaca communis in A. iliaca interna und externa. Die relativ dicken Iliakalgefäße weisen ein typisches Dopplerfrequenzmuster auf. Der externe Ast, der die Peripherie versorgt, hat entsprechend dem Dopplersignal einen Vor- und Rückfluß. Die A. iliaca interna weist dagegen nur einen Vorfluß auf. Kranial der Bifurkation an der lateralen Uteruswand und relativ vorne gelegen, findet man 2–3 mm dicke Gefäße mit typischen Dopplersignalen, die Campbell als Aa. arcuatae uteri interpretierte.

Während der Registrierung der Dopplerkurven dieser Gefäße liegt die Patientin in überstreckter Seitenlage, wobei der Transducer längs und medial der Spina

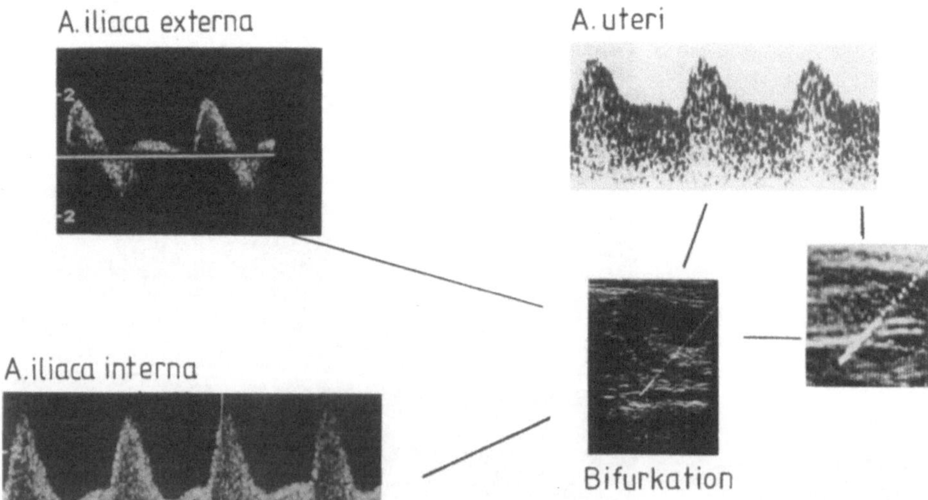

Abb. 14. Schnittbild der Bifurkation von A. iliaca in A. iliaca externa und interna mit entsprechendem Dopplerspektrum und Vergrößerung einer uterinen Arterie mit entsprechendem Dopplerspektrum

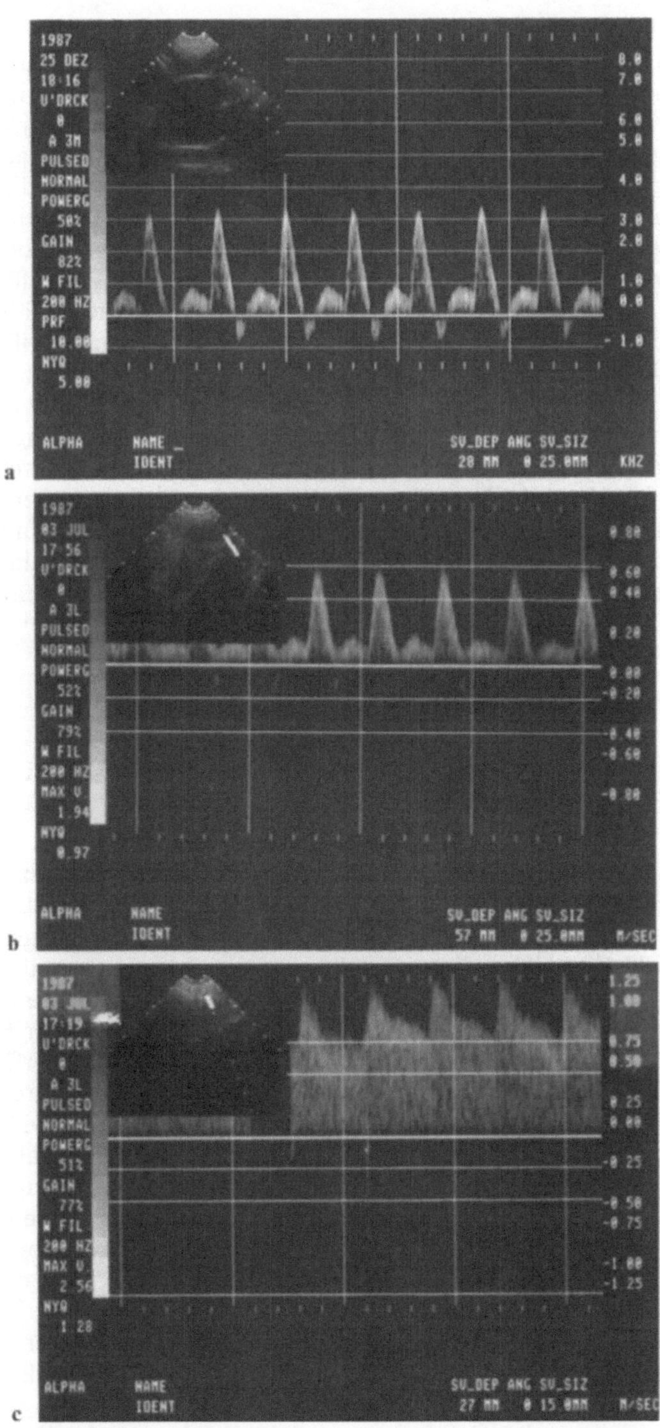

Abb. 15 a–c. Aufzeichnung einer Dopplerfrequenzkurve mit Hilfe eines Sektorschallkopfes.
a A. iliaca externa, **b** A. iliaca interna, **c** A. uterina

iliaca superior anterior und geringfügig oberhalb der Leiste ausgerichtet wird. Der Dopplerstrahl zeigt dabei nach kaudal. Da die Flußrichtung kranial ist, erscheint das Dopplersignal im Vorlaufkanal. Die Registrierung der arteriellen uterinen Dopplerkurven gelingt mit dem linearen Duplexsystem bis zur 35. Schwangerschaftswoche in 90% der Fälle. Bei zunehmendem Bauchumfang der Schwangeren mit Zunahme der Bauchdeckenspannung kann die Erfolgsrate wegen der großen Auflagefläche zum Ende der Schwangerschaft hin abnehmen. Unter Verwendung eines Sektorschallkopfes mit kleiner Auflage oder eines Continous-wave-Dopplers gelingt die Dopplerregistrierung dieser Gefäße regelmäßig.

Die sonographische Schnittbilddarstellung des Gefäßes ist nur in etwa 30% der Fälle möglich. Da der Gefäßverlauf nicht immer verifiziert werden kann, werden auch hier nur winkelunabhängige Indizes bestimmt.

Anhand des typischen Dopplerfrequenzmusters läßt sich das Stromgebiet der uterinen Arterien gut identifizieren. Unter Verwendung von Geräten, die nicht gleichzeitig Doppler- und Real-time-Betrieb durchführen können, erfolgt auch hier zuerst die Darstellung der Region, in der die betreffenden Gefäße zu erwarten sind. Dann wird nach Plazierung des Dopplerstrahls mit "sample volume" auf den Dopplerbetrieb umgeschaltet. Anhand der mit Hilfe eines Druckers aufgezeichneten Kurven können die qualitativen Dopplerparameter bestimmt werden (Abb. 14, 15 a–c).

3.4 Fetale kraniale Gefäße

Das Auffinden der intra- und extrakranialen Gefäße der A. carotis fetalis ist z. T. schwierig. Vorteilhaft zur Auffindung dieser Gefäße ist die okzipitotransversale Position des kindlichen Kopfes. Auch bei Beckenendlage gelingt die sonographische Einstellung dieser Gefäße häufig leichter. Unvorteilhaft sind dagegen ein tiefer Kopfstand und eine ventrale Rückenlage. Zur intrakranialen Blutflußmessung wird eine Einstellung der A. carotis interna in der Höhe der Teilungsstelle in A. cerebri media und A. cerebri anterior gewählt. Hierfür ist zunächst die Standardebene, wie zur Messung des biparietalen Kopfdurchmessers üblich, einzustellen. Eine symmetrische Einstellung bezüglich des Mittelechos ist notwendig. Nun wird nach Wladimiroff (1986) der Schallkopf parallel zur Schädelbasis verschoben, bis eine Ebene erreicht wird, die den herzförmigen Ausschnitt des Hirnstammes aufzeigt. Vor dem Hirnstamm befindet sich nun die Aufzweigung der A. carotis interna. Hier wird der Dopplerstrahl mit Dopplerfenster positioniert. Die Registrierung der Dopplerkurven geschieht nach dem oben beschriebenen Vorgehen (Abb. 16).

Die dopplersonographische Untersuchung weiterer maternaler Gefäße wie der renalen kann klinisch insbesondere bei der Gestosediagnostik von Bedeutung sein (Sohn u. Fendel 1988) (Abb. 17).

Die renalen Gefäße lassen sich im Kelchsystembereich der Niere erfassen. Dazu eignet sich besonders ein Schallkopf mit kleiner Auflagefläche, wie z. B. ein

Sektorschallkopf, wobei im Quer- und Längsschnittbild der Niere der Dopplerstrahl mit dem "sample volume" auf das Nierenkelchsystem ausgerichtet wird.
Die renalen Gefäße sind an ihrem typischen Dopplerprofil zu erkennen.

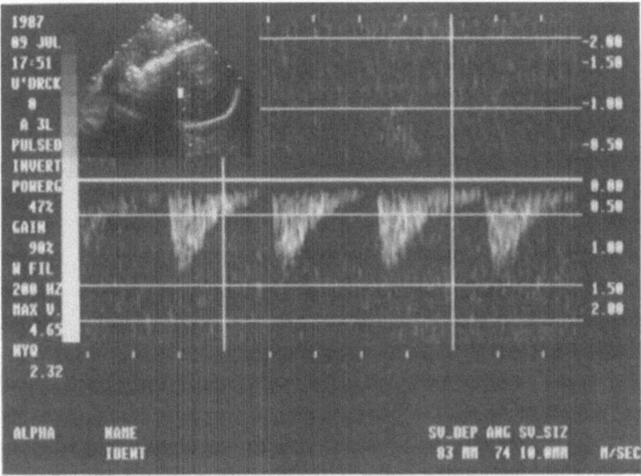

Abb. 16. Dopplersonogramm der A. carotis interna bei unauffälligem Schwangerschaftsverlauf

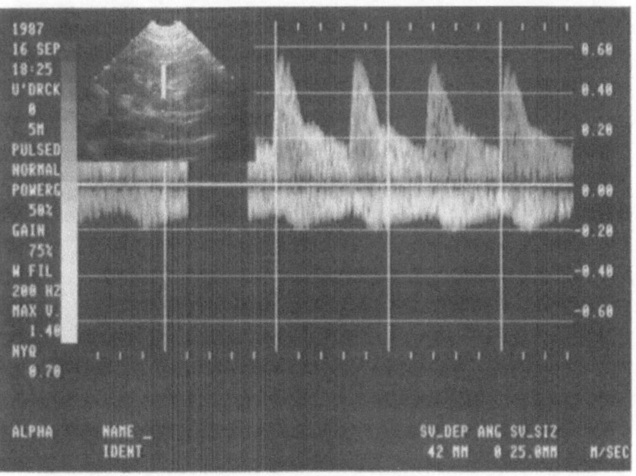

Abb. 17. Dopplersonogramm einer renalen Arterie in der 38. SSW

4 Klinische Anwendung der Dopplersonographie in der Geburtshilfe

Die Entwicklung der modernen Geburtshilfe basiert auf dem sprunghaften technischen Fortschritt der letzten 20 Jahre. Biochemische und biophysikalische Untersuchungsmethoden ermöglichen eine exakte Überwachung der Schwangerschaft und eine sichere Beurteilung des fetalen Zustandes. Neue Erkenntnisse über die Physiologie und Pathophysiologie der Schwangerschaft und des pränatalen Lebens wurden gewonnen. Die Ultraschalldiagnostik nimmt als nichtinvasive Untersuchungsmethode einen breiten Raum in der Schwangerschafts- und geburtshilflichen Diagnostik ein. Die fetale Biometrie wurde in den ersten Jahren der Ultraschalldiagnostik entwickelt und ist inzwischen in die Routinediagnostik der Schwangerschaftsvorsorge einbezogen. Die Verbesserung der echographischen Auflösung ermöglicht heute eine anatomische Beurteilung des Feten und somit die Erkennung zahlreicher Mißbildungen. Anatomische Strukturen und ihre Veränderungen geben zwar indirekte Hinweise auf die Funktionstüchtigkeit einzelner Organe, allerdings sagen sie wenig über ihre augenblickliche Funktion aus. Die Entwicklung der Technik ermöglicht heute neben der hohen Strukturauflösung in der morphologischen Diagnostik in zunehmendem Maße eine Funktionsdiagnostik. Das schnelle B-Bild der Real-time-Sonographie brachte die Möglichkeit, die fetale kardiale Anatomie zu studieren (Allan et al. 1980). In Kombination mit dem Time-motion-Verfahren wurden Erfahrungen über die fetale kardiale Funktion gewonnen (Winsberg 1972; Wladimiroff et al. 1980). Die im Time-motion-Verfahren registrierte Änderung der Herzkammerdurchmesser ermöglicht eine Berechnung der Füllungsvolumina während des Herzzyklus.

Die qualitative Beschreibung des Blutstroms in peripheren Gefäßen erfolgt seit Jahren mit der kontinuierlichen Dopplersonographie. Als nichtinvasive Diagnostik von Blutstromveränderungen in peripheren oberflächlichen Gefäßen hat die Dopplersonographie inzwischen für die Erkennung von pathologischen Veränderungen im zerebrovaskulären Bereich eine große Bedeutung. Der Indikationsbereich für die nicht risikolosen Angiographien konnte durch die Dopplersonographie eingeschränkt werden (Müller u. Gratzl 1980). Die Wertigkeit der kontinuierlichen Dopplersonographie für die Früherkennung von zerebrovaskulären Durchblutungsstörungen wurde durch Untersuchungen von Ringelstein (1984) unterstrichen.

Der Nachweis von fetalen Herzwandbewegungen oder Pulsationen großer Gefäße (fetale Aorta, Nabelschnurarterien und fetale Vena cava) erfolgt seit Jahren mit der Ultraschalldopplermethode. Dieses Prinzip ist in Anwendung bei der fetalen Kardiotokographie für die pränatale Überwachung unersetzlich geworden. Die Kardiotokographie übertrifft in ihrer Wertigkeit bei weitem biochemische Untersuchungsverfahren, da sie Auskunft über das momentane Wohlergehen des Feten gibt. Die audiographische und gleichzeitig visuelle Darstellung des Dopplersignals mit quantitativer und qualitativer Beurteilung des feto- und uteroplazentaren Blutstroms findet mehr und mehr Anwendung in der pränatalen Diagnostik.

4.1 Feto- und uteroplazentarer Blutfluß

4.1.1 Geschichte der feto- und uteroplazentaren Blutflußmessung

Die Blutstromverhältnisse des Feten in utero sind immer von großem Interesse gewesen. Erste Angaben über Blutstrommessungen am Säugetierfetus finden sich bei Cohnstein u. Zuntz (1894). Sie hatten versucht, den Nabelschnurfluß von Schafsfeten mit einer Stromuhr nach Ludwig (Salvadori 1984) zu messen. Dabei wurde in einem Experiment ein Flußvolumen von 3 ml/min/kg und in einem weiteren Experiment ein Flußvolumen von 16 ml/min/kg Fetalgewicht ermittelt.

1934 berichten Barcroft et al. über Blutflußmessungen an Ziegenfeten mit einem Glaskardiometer. Die Feten wurden den Ziegen in Allgemeinnarkose durch Kaiserschnitt entnommen. Zur Anbringung des Kardiometers war eine Thorakotomie notwendig. Das ermittelte Flußvolumen in der Nabelschnur betrug etwa 50 ml/min/kg Fetalgewicht. Die sehr niedrigen Flußraten von Cohnstein u. Zuntz lassen sich durch einen Spasmus der Nabelschnurgefäße bei der traumatischen Anbringung der Stromuhr erklären. Auch die chirurgisch aufwendige Anbringung des Kardiometers führte zu relativ niedrigen Flußvolumina.

Über eine subtilere Untersuchungsmethode berichten Barcroft et al. (1939). Muttertiere von Schafsfeten erhielten eine Leitungsanästhesie. Nach Uterotomie erfolgte eine Entnahme von kleinsten Blutproben aus mütterlichen und fetalen Gefäßen. Über die arteriovenöse Sauerstoffdifferenz konnten in Nabelschnurgefäßen Flußvolumina von 100–200 ml/min/kg Fetalgewicht berechnet werden.

Greenfield, Shepherd u. Whelan (1951) berichten im *Lancet* über die erste erfolgreiche Blutflußmessung an der Nabelschnur eines menschlichen Feten. Die Entwicklung des Feten erfolgte durch abdominale Uterotomie bei einer tuberkulosekranken Patientin in der 15. Schwangerschaftswoche. Der Fetus wurde mit intakter Nabelschnur in das Kochsalzbad eines Plethysmographen überführt. Aus 19 Messungen innerhalb von 18 min ermittelten die Autoren ein mittleres Flußvolumen von 24 ml/min/kg in den Nabelschnurarterien.

Die sehr aufwendigen und invasiven Techniken und Methoden zur Untersuchung des fetalen Blutflusses in utero verhinderten bis in die 50er Jahre eine detaillierte Kenntnis des fetalen Blutstromes.

4.1.2 Fetoplazentarer Blutfluß

Die technische Entwicklung der letzten 20 Jahre ermöglichte eine genauere Aufklärung der fetalen Anatomie und Physiologie des Herz-Kreislauf-Systems. Die elektromagnetische Flowmetermethode, die Indikatorverdünnungsmethode und die Ultraschallechographie sind die wichtigsten Techniken, die zu dem heutigen Wissensstand über die fetalen kardiovaskulären Funktionen geführt haben.

Einen Überblick über den augenblicklichen Wissensstand haben Assali u. Tabsh (1984) zusammengefaßt. Das fetale Blut sammelt sich nach Oxygenisierung in der Umbilikalvene. Sie formiert sich aus vielen Kotyledonen- und Zwischenkotyledonenästen, die sich auf der fetalen Plazentaseite zum Hauptstamm der V. umbilicalis vereinigen. Gemeinsam mit 2 Arterien bilden sie bis zum Eintritt in das fetale Abdomen die Nabelschnur. Der extraabdominale Teil der V. umbilicalis hat vor der Geburt beim menschlichen Feten einen Durchmesser von 5–7 mm. Die Wand ist dickmuskelig und reagiert auf mechanische, thermische und andere Reize mit einem Spasmus. Dieser Teil der V. umbilicalis besitzt zur Ernährung Vasa vasorum, aber keine Nerven. Beim Eintritt ins fetale Abdomen verliert die Vene ihren dicken Muskelmantel und wird relativ unempfindlich gegenüber physikalischen Reizen. Nach 2–3 cm tritt sie in die Leber ein und mündet dort in den Ductus venosus. In der Leber gibt die Umbilikalvene verschiedene Äste ab und speist die Lebersinusoide mit dem am stärksten oxygenierten Blut. Das am wenigsten oxygenierte Blut erhält das Lebergewebe von der Pfortader, welche das desoxygenierte Blut aus dem viszeralen Gebiet führt. Die Leberarterie, ein dicker Ast aus der Aorta fetalis, enthält arteriovenöses Mischblut. Der Ductus venosus stellt einen Shunt dar, der die V. umbilicalis mit der V. cava inferior verbindet. Die Wand des Ductus venosus enthält glatte Muskelfasern und Nervenfasern. Der hepatische Teil der V. cava inferior kann als Vereinigung des Ductus venosus, der hepatischen Venen und des kaudalen Teils der V. cava betrachtet werden.

Der Blutstrom der V. cava inferior teilt sich in eine linke Säule, die direkt durch das Foramen ovale zum linken Vorhof und vom linken Ventrikel in die Aorta ascendens gepumpt wird. Der andere Blutanteil der V. cava inferior vermischt sich mit dem Blut der V. cava superior und fließt vom rechten Ventrikel in die Pulmonalarterie.

Der größte Blutanteil umgeht den Lungenkreislauf und fließt über den Ductus arteriosus in die Aorta. Nur ein kleiner Anteil von 5–10% passiert die Lungen und kehrt über die Pulmonalvenen zum linken Vorhof zurück (Assali et al. 1968; Dawes 1968).

Nach Einmündung des Ductus arteriosus verteilt sich das Blut der Aorta descendens zu einem kleineren Anteil auf Gefäße des Rumpfes, der viszeralen Organe und der unteren Extremitäten. Der größte Anteil kehrt über die Umbilikalarterien zur Plazenta zurück. Die Umbilikalarterien müssen als zwei große Endäste der Aorta betrachtet werden. Ihre Wand besteht aus einer sehr starken Muskulatur. Auf die verschiedensten externen Reize reagieren sie mit einem extrem starken segmentalen Spasmus (Assali u. Tabsh 1984).

Die von Assali beschriebenen Ergebnisse des fetalen Blutflusses wurden vorwiegend tierexperimentell mit der invasiven elektromagnetischen Methode gewonnen. Die elektromagnetische Methode zur Messung sich bewegender Flüssigkeiten basiert auf dem Faraday-Prinzip der elektromagnetischen Induktion (Westersten et al. 1960): Wenn Flüssigkeiten mit hoher Leitfähigkeit wie Blut sich durch ein Rohr im rechten Winkel zu einem Magnetfeld bewegen, wird eine elektromotorische Kraft erzeugt, die der Flußgeschwindigkeit proportional ist. Erst in den 60er Jahren waren die Geräte technisch so weit entwickelt, daß sie für biologische Messungen des Blutflusses in kleinen Gefäßen brauchbar waren (Beck et al. 1965). Unter optimalen Versuchsbedingungen läßt sich in Gefäßen bis zu 1 mm Durchmesser das Flußvolumen auf 10% genau bestimmen (Assali u. Tabsh 1984).

4.1.3 Uteroplazentarer Blutfluß

Die aus den Aa. iliacae internae entspringenden Aa. uterinae versorgen den Uterus nicht als Endarterien. Vielmehr bilden sie ein Netz mit Ästen der Aa. ovaricae. Zusätzlich bestehen Anastomosen zu den Aa. haemorrhoidales (Cretius 1981).

Das über die Uterusoberfläche verlaufende arterielle Gefäßnetz setzt sich aus den Aa. arcuatae uteri zusammen. Die Aa. arcuatae uteri haben im letzten Trimenon echographisch einen Durchmesser von 2–3 mm (Campbell et al. 1983). Sie geben die Aa. radiales ab, die das Myometrium durchdringen und auf der myometranen-endometrialen Uterusinnenseite in das netzförmige Basalarteriensystem münden. Von dort wird das arterielle Blut über die schwangerschaftsbedingt erweiterten dezidualen Spiralarterien in das weitoffene intervillöse plazentare Gefäßbett geleitet.

Die Bestimmung der Uterusdurchblutung beim Menschen resultierte anfänglich aus Berechnungen des vermuteten Sauerstoffverbrauchs und der gemessenen arteriovenösen Differenz im O_2-Gehalt des uterinen Blutes. Die so vermuteten Blutflußwerte lagen bei 250–300 ml/min (Bartels u. Moll 1964). Mit den Indikatorverdünnungsmethoden bestimmten Blechner et al. (1974) unter Verwendung von N_2O-Fremdgastechnik eine mittlere Uterusdurchblutung von 410 ml/min bzw. 110 ml/min/kg am Endtermin. Dies bestätigt die Ergebnisse von Assali et al. (1953) und Metcalfe et al. (1955).

Die Indikatorverdünnungsmethode wird seit etwa 75 Jahren zur Messung des Blutflusses und der Flußvolumina eingesetzt. Als Indikatoren werden benutzt: Gase, Farbstoffe, die an Serumproteine gebunden werden, radioaktiv markierte Substanzen und Substanzen, die durch Temperaturdifferenzen nach dem Prinzip der Thermodilutionstechnik erkannt werden. Diese Methode ist zwar ohne größeres Instrumentarium anwendbar, aber die komplette Verteilung des Indikators im Kreislauf ist zeitaufwendig. Dies hat den Nachteil, daß schnell wechselnde Blutflüsse wie bei Streßreaktionen (z. B. durch Hypoxie, Blutungen oder Toxine) oder bei Einflüssen von Pharmaka nicht genau und nicht schnell genug zu registrieren sind (Hamilton et al. 1932; Uschioda et al. 1982).

4.2 Blutflußmessung mit der Dopplermethode an umbilikalen, fetalen aortalen und uterinen Gefäßen

4.2.1 Umbilikaler Blutfluß

Gegenüber der invasiven elektromagnetischen Methode zur Blutflußmessung, die nur bei tierexperimentellen Versuchen angewandt werden kann, bietet die Dopplersonographie als nichtinvasive Methode wesentliche Vorteile: biologische Abläufe müssen nicht durch invasive chirurgische Maßnahmen gestört bzw. beeinflußt werden. Als nichtinvasives Verfahren kann die Dopplermethode beim Menschen angewandt werden. Gegenüber der trägen Indikatorverdünnungsmethode lassen sich mit der Dopplersonographie akute Veränderungen des Blutflusses nachweisen.

Seit Ende der 70er Jahre findet die Dopplermethode Anwendung bei der Messung des intrauterinen Blutflusses. Fitzgerald u. Drumm hatten 1977 mit einer Kombination aus Compoundscanner und Continous-wave-Doppler erstmals Dopplersignale des Blutstroms in Nabelschnurgefäßen aufgezeichnet. Es gelang ihnen, bei 20 Frauen zwischen der 15. und der 40. Schwangerschaftswoche Dopplersignale akustisch wahrzunehmen, auf Band zu speichern und das Spektrum zu analysieren. Anhand der Analyse konnten sie zwischen Nabelschnurarterie und -vene unterscheiden.

Die Erweiterung der Dopplertechnik zur quantitativen Messung des Blutflusses in tiefliegenden Gefäßen gelang erstmals Gill 1978 in Australien. Zwei prinzipielle Schwierigkeiten wurden überwunden:

- die Gefäßlokalisation mit Bestimmung des Gefäßquerschnittes und der Ausrichtung des Dopplerstrahls auf das Gefäß,
- die korrekte Durchschnittsberechnung der Geschwindigkeitsverteilung des Flusses über den Querschnitt des Gefäßvolumens.

Gill kombinierte das Dopplergerät mit einem B-Bild-erzeugenden Ultraschallgerät höchster Qualität, dem Octoson. Das Octosongerät kann innerhalb von 2 s ein Compoundschnittbild aufbauen und ermöglicht so einen schnellen Wechsel zwischen Schnittbilddarstellung und Dopplerbetrieb. So kann das interessierende Gefäß im Schnittbild lokalisiert werden, um dann einen der 8 Transducer des Octosons im günstigen Winkel zum Gefäß auf Dopplerbetrieb umzustellen. In-vitro-Tests zeigten, daß mit diesem Geräteaufbau unter günstigen Versuchsbedingungen der tatsächliche Fluß auf $\pm 10\%$ genau bestimmt werden konnte. Die Messung des Blutflußvolumens an 4 fetalen Umbilikalvenen ergab einen Wert zwischen 110 und 130 ml/min/kg. Dies deckte sich mit den invasiv gewonnenen Ergebnissen von Assali (1969) und Dawes (1968).

Dawes (1968) hatte Werte zwischen 75 und 110 ml/min/kg Fetalgewicht angegeben. Er selbst hielt die untere Grenze für zu niedrig und kommentierte, daß er nicht erstaunt sei, falls in den nächsten Jahren der Umbilikalfluß auf Werte von 150 ml/min/kg angegeben würde.

Vorausblickend gab Gill (1978) an, daß die Weiterentwicklung der Dopplermethode zur Blutflußmessung in tiefliegenden Gefäßen in einer Kombination der

Dopplersonde mit einem Real-time-Scanner zu sehen sei. Diese Kombination wurde in den folgenden 2 Jahren durch die skandinavische Untersuchungsgruppe um Eik-Nes et al. (1980) verwirklicht:

Eine gepulste Ultraschalldopplersonde wurde fest an den Transducer eines Linearscanners montiert. Mit Hilfe dieses Verfahrens gelang es den Autoren, nichtinvasive Blutflußmessungen an großen fetalen Gefäßen wie Aorta descendens, am intraabdominalen Teil der V. umbilicalis und an der V. cava inferior durchzuführen. Die Ultraschallmethode wurde in einem In-vivo-Tierversuch der elektromagnetischen Methode zur Blutstrommessung gegenübergestellt. Dabei zeigte sich eine gute Korrelation beider Methoden (r = 0.911). Bei 38 normalen Schwangerschaften wurde im letzten Trimenon ein mittleres Blutflußvolumen in der Aorta von 185 ml/min/kg und in der V. umbilicalis von 115 ml/min/kg gefunden (Eik-Nes 1980).

Die Flußvolumina in ml/min/kg in der V. umbilicalis wurden von Griffin et al. (1983) mit 122, von Wladimiroff (1981) mit 107 und von Gill et al. (1981) mit 115 ml/min/kg bestätigt. Die nichtinvasive Dopplermethode ermöglicht Serienuntersuchungen zur Bestimmung des Blutstromverhaltens während der Schwangerschaft. An einem Normalkollektiv von 47 Schwangeren zwischen der 22. Woche und dem Endtermin zeigte Gill (1981) einen Abfall des Blutflußvolumens in der V. umbilicalis während der letzten 2–3 Wochen vor dem Endtermin. Dieser Abfall wurde als Parallele zur verminderten Hormonausscheidung, zur Verminderung der uterinen Durchblutung und zur langsameren fetalen Gewichtszunahme in Terminnähe gedeutet.

Bei präpartaler Blutung und vorzeitiger Wehentätigkeit fand Gill erhöhte und bei vorzeitigem Blasensprung erniedrigte Flußwerte. Eine Verminderung der Umbilikalvenendurchblutung bei Schwangerschaftspathologie wurde auch von Kurjak u. Rajhvajn (1982) mitgeteilt. Er fand bei insgesamt 15 pathologischen Schwangerschaften mit Plazentainsuffizienz, EPH-Gestose, Rhesusunverträglichkeit und Placenta praevia ein durchschnittliches Flußvolumen von 81 ml/min/kg gegenüber 107 ml/min/kg in ungestörten Schwangerschaften. In einem eigenen Kollektiv mit 30 Messungen an der V. umbilicalis bei normalen Schwangerschaften wurde ein mittleres Flußvolumen von 121 ± 27 ml/min/kg ermittelt. Bei der Aufschlüsselung der Einzelfälle zeigte sich bei einem Fetalgewicht von 2000 g eine Abweichung um ± 31% vom Mittelwert und bei 4000 g eine Abweichung von ± 19% vom Mittelwert. Die Zunahme der Streuung bei sinkendem Körpergewicht muß zum überwiegenden Teil als Meßungenauigkeit bei der Bestimmung des Gefäßdurchmessers interpretiert werden (Fendel et al. 1983).

4.2.2 Fetaler aortaler Blutfluß

Die von Gill entwickelte Versuchsanordnung erlaubte zunächst nur eine Dopplermessung in Stromgebieten wie der V. umbilicalis mit einer relativ niedrigen Blutstromgeschwindigkeit. Die technische Verbesserung, im wesentlichen von Eik-Nes entwickelt, machte Doppleruntersuchungen in Gefäßen mit bis zu 10fach höherer Blutstromgeschwindigkeit möglich. Die Flußvolumina in der fetalen Aorta thoracalis descendens wurden zunächst von Eik-Nes et al. (1980) mit 185 ml/min/

kg angegeben. Untersuchungen von Marsal und Eik-Nes (1984) berichten von einem mittleren Flußvolumen in der fetalen Aorta thoracalis descendens von 250 ml/min/kg. Die Werte anderer Untersucher wie Griffin et al. (1983), Fendel et al. (1983) und Wladimiroff (1981) liegen dazwischen. Die Bestimmung des Flußvolumens hat eine Fehlerbreite von 25–30%. Der Hauptanteil dieser Fehlerbreite resultiert aus der ungenauen Gefäßdurchmesserbestimmung und unkorrekten Gewichtsschätzung. Blutstromgeschwindigkeitsmessungen sind von diesen Größen unabhängig und eignen sich deshalb besser für klinische Untersuchungen (Griffin et al. 1983).

Die mittlere Blutstromgeschwindigkeit in der fetalen Aorta beträgt nach Messungen von Griffin 31 cm/s in unkomplizierten Schwangerschaften. Marsal et al. (1984) bestätigte diesen Wert. Bei fetaler Mangelernährung ist die mittlere Blutstromgeschwindigkeit erniedrigt.

4.2.3 Uteriner Blutfluß

Die Bedeutung der uterinen Durchblutung für das intrauterine fetale Wachstum wurde von Wiggelsworth (1966) in einem klassischen Experiment demonstriert. Die Unterbindung der A. uterina eines Uterushornes einer Ratte ergab nach 17 Tagen eine Verminderung des fetalen Wachstums. In dem anderen Uterushorn ohne Unterbindung der A. uterina trat keine fetale Wachstumsverminderung auf.

Neben den bereits beschriebenen Verfahren erfolgten Messungen des uterinen bzw. plazentaren Blutflusses indirekt mit Clearanceraten von Dehydroisoandrosteronsulfat (Gant et al. 1971) und Radioisotopenmethoden (Clavero et al. 1973). Diese Verfahren sind aufwendig oder können wegen der Strahlenbelastung nicht wiederholt werden. Auf die Problematik der invasiven Verfahren sowie die elektromagnetische Methode wurde bereits eingegangen (Assali et al. 1969; Künzel et al. 1974).

Als nichtinvasives Verfahren bietet sich die gepulste Dopplermethode zur Messung des uterinen Blutflusses an. Erste Untersuchungsergebnisse wurden von Campbell et al. (1983) im *Lancet* veröffentlicht. Die Darstellung der Iliakalgefäße im Ultraschallschnittbild der seitlichen Beckenwand gelingt problemlos. Kranial der Bifurkation der Iliakalgefäße können von horizontal verlaufenden 2–3 mm dicken Gefäßen Dopplerprofilmuster registriert werden, die für einen sehr niedrigen Gefäßwiderstand sprechen. Diese Gefäße wurden von Campbell als Aa. arcuatae uteri gedeutet. Das Dopplerprofilmuster in diesen Arterien zeigt eine sehr hohe Blutstromgeschwindigkeit während der Systolen, die sich in den Diastolen nur geringfügig vermindert, woraus ein fast konstanter Blutstrom während des Herzzyklus resultiert. Dies deutet darauf hin, daß von diesen Gefäßen ein Stromgebiet mit sehr niedrigem Widerstand, das plazentare intervillöse Gefäßbett, versorgt wird.

Eine Verminderung der diastolischen Durchblutung spricht für eine Zunahme des Widerstandes. Campbell konnte anhand der Dopplerprofilkurven von uterinen Arterien zwischen einer suffizienten und einer insuffizienten Blutversorgung der fetoplazentaren Einheit unterscheiden. Die Veränderungen der Dopplerprofilkurven fanden sich, bevor klinische Zeichen einer fetalen Wachstumsretardierung oder einer EPH-Gestose auftraten. In Übereinstimmung mit diesen Ergebnissen fanden sich dopplersonographische Veränderungen in uterinen Arterien während der Wehentätigkeit (Fendel et al. 1984b; Janbu et al. 1985).

Untersuchungen u. a. von Abramovicz et al. (1988) haben gezeigt, daß bei Verwendung unterschiedlicher Geräte auch unterschiedliche Blutfluß- bzw. Widerstandsparameter ermittelt werden. Gewissermaßen stellen also die Dopplerparameter relative Werte und keine absoluten Werte dar. Dies bedeutet, daß Werte, die mit demselben Gerät ermittelt wurden, problemlos verglichen werden dürfen, was aber nicht für den Vergleich der Werte unterschiedlicher Arbeitsgruppen zutrifft. Dies ist zu beachten beim Vergleich der in der Literatur angegebenen Zahlen, wo z. T. doch relativ große Schwankungen beobachtet werden.

4.3 Dopplerparameter in der fetalen Aorta thoracalis descendens, A. umbilicalis und Aa. uteri im letzten Schwangerschaftstrimenon

4.3.1 Fetale Aorta thoracalis descendens

Die Dopplerfrequenzkurve der fetalen Aorta zeigt eine steile Anstiegsphase zur Spitze der Systole. Ihr folgt eine etwas weniger steile Abstiegsphase bis zum Beginn der Diastole. Die Abstiegsphase von der Systolenspitze bis zur Enddiastole unterteilt sich in einen steilen und einen flachen Teil. Die dadurch entstehende Inzisur ist die zeitliche Grenze zwischen Systole und Diastole. Die Inzisur markiert den aortalen Klappenschluß (Griffin et al. 1983). Wie die Beispiele in Abb. 18 zeigen, wird die Inzisur gegen Ende der Schwangerschaft tiefer, wodurch die Trennung zwischen Systole und Diastole im Dopplersonogramm deutlicher erscheint. Zur Diastolenmitte steigt die Dopplerfrequenzverschiebung am Ende der Schwangerschaft leicht an, um am Diastolenende wieder abzufallen. Die maximale enddiastolische Frequenzverschiebung nimmt gegen Ende der Schwangerschaft geringfügig zu (35. SSW) und erreicht zum Endtermin hin wieder niedrigere Werte (39. SSW). Die Formänderung der diastolischen Dopplerfrequenzkurve weist auf eine periphere Widerstandsänderung mit einer Änderung der elastischen Gefäßwandeigenschaften in der fetalen Aorta hin. Die Reifung des fetalen Gefäßsystems geht möglicherweise mit einer Zunahme der aortalen Windkesselfunktion einher. Die qualitativen Änderungen der diastolischen Frequenzverschiebung sind Ausdruck einer Widerstandsänderung im peripheren Gefäßsystem des Feten und der Plazenta. Die erhebliche Körper- und Organvergrößerung des Feten mit der plazentaren Oberflächenvergrößerung im letzten Trimenon erklären diese Formänderung.

Die mit dem beschriebenen Kranzbühler-Duplexsystem an einem Normalkollektiv ohne Schwangerschaftspathologie ermittelten Absolutwerte der Blutströmungsparameter sind hier exemplarisch aufgezeigt (Tabelle 1). Die maximale Blutstromgeschwindigkeit in der fetalen Aorta schwankt um 120 ± 20 cm/s. Die

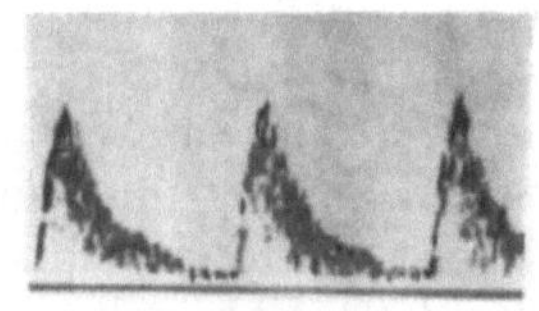

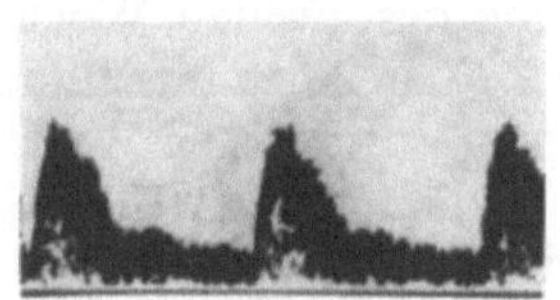

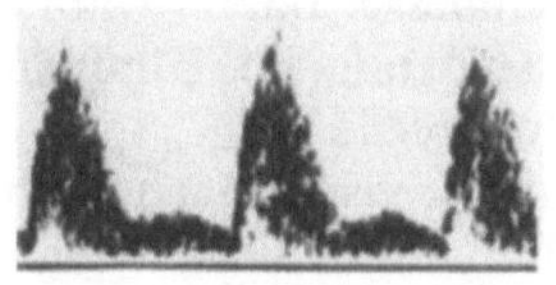

Abb. 18. Formänderung der Dopplerfrequenzverschiebungen in der fetalen Aorta thoracalis descendens im letzten Trimenon

Tabelle 1. Blutstromparameter in der fetalen Aorta thoracalis descendens in vier Dreiwochenabschnitten von der 31. bis 42. SSW (*PI* Pulsatilitätsindex, *RI* Resistanceindex, *Q* Quotient)

SSW		V max [cm/s]	V dia [cm/s]	V mean [cm/s]	Q $\dfrac{\text{V max}}{\text{V dia}}$	RI $\dfrac{\text{V max}-\text{V dia}}{\text{V mean}}$	PI $\dfrac{\text{V max}-\text{V dia}}{\text{V mean}}$	Relativer Flow [ml/min/kg]
31	$\bar{x}$	**122**	**15**	**34**	**9,1**	**0,87***	**3,2**	**160****
	SD	±21	±5	±5	±5,0	±0,04	±0,5	±37
33	n	18	18	26	18	18	18	21
34	$\bar{x}$	**114**	**18**	**34**	**6,4**	**0,84***	**2,9**	**177***
	SD	±20	±5	±4	±2,0	±0,05	±0,6	±32
36	n	17	18	30	17	17	17	23
37	$\bar{x}$	**119**	**17**	**33**	**8,1**	**0,86**	**3,1**	**184**
	SD	±15	±5	±4	±5,2	±0,04	±0,4	±41
39	n	22	22	42	22	22	22	34
40	$\bar{x}$	**125**	**17**	**31**	**7,6**	**0,86**	**3,1**	**181**
	SD	±23	±3	±6	±2,1	±0,04	±0,7	±39
42	n	6	6	24	6	6	6	20

* p=0,039.
** p=0,029.

Prüfung der Werte mit einem unverbundenen t-Test ergibt keinen Unterschied für die einzelnen Wochenabschnitte. Die diastolische Blutstromgeschwindigkeit liegt bei 17 ± 5 cm/s und die mittlere Blutstromgeschwindigkeit bei 33 ± 5 cm/s. Auch hier sind die Werte für die Wochenabschnitte ohne Signifikanzunterschied. Der Quotient aus maximaler und diastolischer Blutstromgeschwindigkeit schwankt um 8 mit einer sehr hohen Standardabweichung von ± 5. Der Resistanceindex liegt bei $0,86 \pm 0,04$. Es besteht ein signifikanter Unterschied zwischen erstem und zweitem Wochenabschnitt, der möglicherweise aus den zu niedrig berechneten Mittelwerten des zweiten Wochenabschnittes resultiert. Der Pulsatilitätsindex liegt bei $3,1 \pm 0,6$. Auch hier findet sich kein Signifikanzunterschied. Das relative Flußvolumen ist im ersten Wochenabschnitt mit 160 ± 37 ml/min/kg signifikant niedriger als im zweiten, dritten und vierten Wochenabschnitt ($p = 0,029$). Entsprechend den Grunddaten für die Berechnung des Flußvolumens, die nicht auf einen verminderten Blutstrom im ersten Wochenabschnitt hindeuten, resultiert das erniedrigte Flußvolumen entweder aus einem zu klein bestimmten aortalen Gefäßdurchmesser oder – wahrscheinlicher – aus einer zu hohen biometrischen Gewichtsschätzung. Die Flußvolumina der drei letzten Wochenabschnitte weisen keine Unterschiede auf.

Trotz dieser visuell nachweisbaren Veränderungen findet sich wie beschrieben kein Einfluß auf die berechneten Dopplerparameter. Griffin et al. (1984) halten die gebräuchlichen Dopplerparameter für zu grob, um diese subtilen Änderungen der Frequenzverschiebungen rechnerisch nachzuweisen. Auch Marsal et al. (1984) finden im letzten Trimenon keine quantitative Änderung des aortalen Blutflusses. Die berechneten Dopplerwerte für die fetale Aorta sind mit den in der Literatur angegebenen Werten vergleichbar (Eik-Nes et al. 1980; Wladimiroff u. McGhie 1981; Griffin et al. 1983; Marsal et al. 1984; Vetter et al. 1986). Das relative Flußvolumen wird von einzelnen Autoren mit 240 ml/min/kg angegeben. Die Differenz von 50–60 ml zu den eigenen Werten läßt sich mit der aortalen Durchmesserbestimmung erklären. Die echographische Innen-Innen-Messung ergibt einen um 1 mm kleineren Durchmesser als die für andere Untersucher übliche Außen-Innen-Messung.

Die Variationen der Dopplerfrequenzkurven, wie sie bei verschiedenen Schwangerschaften zu vergleichbaren Zeitpunkten zu finden sind, drücken sich in den relativ hohen Standardabweichungen der Mittelwerte der Dopplerparameter aus. Die Mittelwerte selbst erweisen sich über die 4 betrachteten Perioden im letzten Schwangerschaftstrimenon als konstant und ermöglichen ohne Berücksichtigung der Schwangerschaftswoche einen Vergleich der aortalen Dopplerparameter von Risikoschwangerschaften und Nichtrisikoschwangerschaften.

4.3.2 A. umbilicalis

Die Dopplerfrequenzkurve der Umbilikalarterie gibt Auskunft über die Art des fetalen plazentaren Blutflusses. Sie zeigt eine mäßig steile Anstiegsphase bis zu den systolischen Spitzenwerten (Abb. 19 u. 20 a–c). Die systolischen Frequenzverschiebungen sind weniger hoch als in der fetalen Aorta und visuell weniger zu einer Spitze formiert als zu einem abgerundeten Hügel oder Plateau. Dem systoli-

Umbilikalarterie

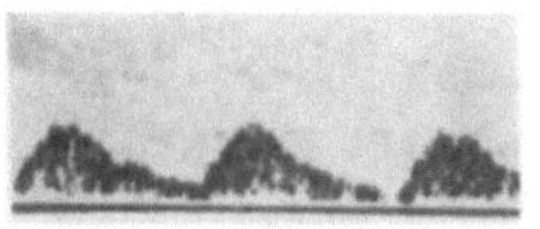

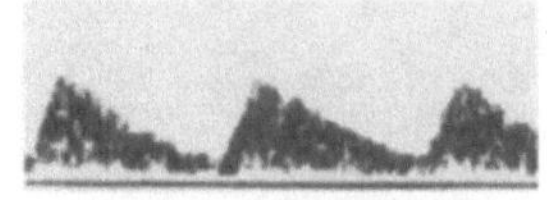

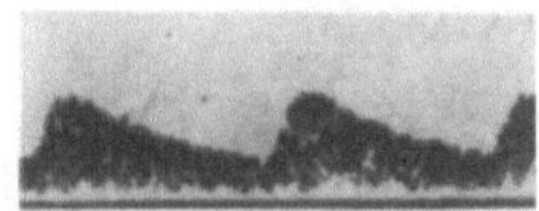

Abb. 19. Formänderung der Dopplerfrequenzverschiebungen in der A. umbilicalis im letzten Schwangerschaftstrimenon

schen Hügel folgt ein relativ flacher Abfall zur Enddiastole. Der Abfall ist etwas wannenförmig. Das Dopplerfrequenzmuster zeigt keine scharfe Grenze zwischen Systole und Diastole. Einerseits leitet die Pulswelle den aortalen Klappenschluß über diese Entfernung nicht weiter, andererseits deutet der weniger steile systolische Anstieg und der flache Abfall bis zur Enddiastole auf einen niedrigen plazentaren Gefäßwiderstand bei regelrechter uteroplazentarer Funktion hin. Die Höhe der Frequenzverschiebung nimmt gegen Ende der Schwangerschaft zu. Dies ist unschwer an den 3 Beispielen der 31., 35. und 39. SSW erkennbar.

Die Blutstromparameter in der A. umbilicalis, wie hier an einem exemplarischen Kollektiv aufgezeigt werden soll, beweisen diese Dynamik während der letzten 12 SSW (Tabelle 2).

Der Quotient zeigt einen kontinuierlichen Abfall von 2,9 in der 31.–33. SSW auf 2,3 in der 40.–42. SSW. Ein signifikanter Unterschied besteht zwischen den Werten des 1. und 4. sowie 2. und 4. Zeitabschnitts. Ähnlich verhalten sich Resistance- und Pulsatilitätsindex. Der Resistanceindex nimmt von $0{,}65 \pm 0{,}05$ in der 31.–33. SSW über 0,63 in der 34.–36. SSW und 0,60 in der 37.–39. SSW auf 0,56 in der 40.–42. SSW ab. Ein signifikanter Unterschied besteht zwischen den Werten des 1., 2. und 4. Wochenabschnitts. Der Pulsatilitätsindex reduziert sich von 1,6 im 1. über 1,4 im 2. und 3. Zeitabschnitt auf 1,2 im letzten Zeitabschnitt, wobei sich lediglich die Werte des ersten und letzten Wochenabschnitts signifikant unterscheiden ($p < 0{,}01$).

Die Dopplerfrequenzkurve der Umbilikalarterie gibt Auskunft über die Art des fetalen plazentaren Blutflusses. Die abfallende Pulsatilität mit fortschreitender Schwangerschaft, sichtbar an einer kontinuierlichen Abnahme des Quotienten, des Resistanceindex und des Pulsatilitätsindex bestätigen auch die Ergebnisse anderer Untersucher (Stuart et al. 1980; Reuwer et al. 1984; Fleischer et al. 1985). Reuwer führt den Abfall des Pulsatilitätsindex in erster Linie auf den Anstieg der

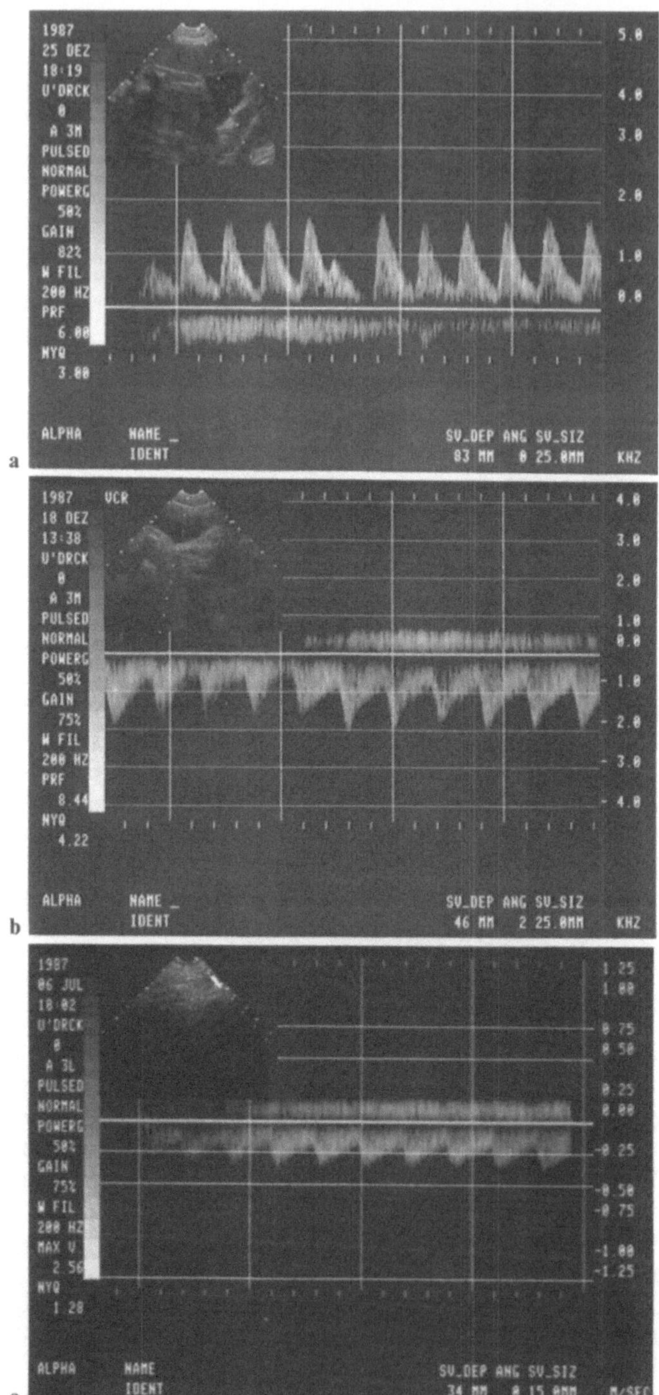

Abb. 20 a–c. Dopplerkurven der Umbilicalarterie zu 3 verschiedenen Schwangerschaftszeitpunkten mittels des Sektorduplexschallkopfes. **a** 30. SSW (mit Arrhythmie), **b** 35. SSW, **c** 40. SSW

Tabelle 2. Blutstromparameter in A. umbilicalis in vier Dreiwochenabschnitten von der 31. bis 42. SSW

SSW		Q		RI		PI		
31	$\bar{x}$	**2,9**		**0,65**		**1,6**		
	SD		±0,5		±0,05		±0,3	
33	n	13		13		13		
p		0,687		0,560		0,353		
34	$\bar{x}$	**2,8**		**0,63**		**1,4**		
	SD		±0,6		±0,07		±0,4	
36	n	11		11		11		
p	1	0,258		0,110		0,067		
	2	0,499		0,361		0,575		
37	$\bar{x}$	**2,6**		**0,60**		**1,4**		
	SD		±0,7		±0,09		±0,3	
39	n	18		18		18		
p	1	0,001		0,001		0,005		
	2	0,012		0,018		0,115		
	3	0,063		0,148		0,148		
40	$\bar{x}$	**2,3**		**0,56**		**1,2**		
	SD		±0,3		±0,06		±0,3	
42	n	11		11		11		

enddiastolischen Blutstromgeschwindigkeit zurück. Die eigenen Ergebnisse zeigen allerdings auch einen kontinuierlichen Anstieg der maximalen systolischen Blutstromgeschwindigkeit bis zum Ende der Schwangerschaft. Die Beschleunigung des systolischen Blutstroms kann durch Zunahme der fetalen kardialen Inotropie bedingt sein. Hiergegen sprechen allerdings die konstanten maximalen systolischen Frequenzverschiebungen in der fetalen Aorta. Fetale kardiale Time-motion-Untersuchungen (Wladimiroff u. McGhie 1981) zeigen zwar eine Zunahme der linksventrikulären Volumina mit fortschreitender Schwangerschaft, aber keine Zunahme der myokardialen Kontraktionskraft. Der Anstieg der umbilikalen systolischen Frequenzverschiebungen ist möglicherweise Ausdruck des steigenden fetalen Blutdrucks mit fortschreitender Gestationsdauer (Boddy 1975; Reuwer et al. 1984), der in die Umbilikalarterien fortgeleitet wird. Die Zunahme der elastischen Fasern in der aortalen Gefäßwand mit Verbesserung der Windkesselfunktion, angedeutet durch die Formänderung der diastolischen aortalen Frequenzverschiebung, kann so die Zunahme der systolischen Frequenzverschiebungen in der Umbilikalarterie verursachen.

Der kontinuierliche Anstieg der diastolischen und insbesondere der enddiastolischen Frequenzverschiebung in der Umbilikalarterie deutet auf einen ständig abnehmenden Widerstand im plazentaren Gefäßbett bis zum Ende der Schwangerschaft hin. Der sich verringernde plazentare Gefäßwiderstand resultiert aus dem normalen Reifungsvorgang der Plazenta. Er ist vereinbar mit der fortschreitenden Vaskularisierung der peripheren Zotten. Die Erweiterung der fetalen Strombahn durch Kapillarvermehrung und Ausbildung von sinusoiden Gefäßen in den Endzotten bedingt eine Annäherung an die maternale Blutbahn (Becker 1981) und eine Widerstandsabnahme in den Umbilikalarterien.

4.3.3 Aa. uteri

Die Frequenzverschiebung der Dopplerkurve unterscheidet sich in Form und Höhe der diastolischen Frequenzverschiebung von den aortalen und umbilikalen Frequenzkurven (Abb. 21 u. 22 a–d). Die arterielle maternale uterine Dopplerkurve weist einen mäßig steilen, kurzen Anstieg zum systolischen Hügel bzw. Plateau auf. Von dort fällt die Kurve sehr flach und kontinuierlich zur Enddiastole ab.

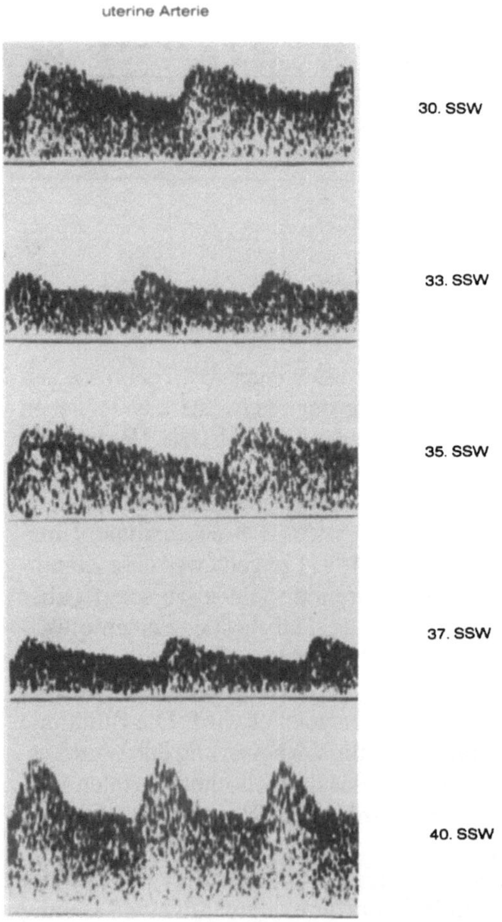

Abb. 21. Form der unterschiedlich hohen Dopplerfrequenzverschiebungen in uterinen Arterien im letzten Schwangerschaftstrimenon

Diese flache kontinuierliche Abstiegsphase von der Systole zur Enddiastole läßt eine Markierung der beiden Phasen des Herzzyklus nicht zu. Die maximale enddiastolische Frequenzverschiebung beträgt bei eutropher Fetalentwicklung mindestens zwischen 40 und 70% der maximalen systolischen Frequenzverschiebung. Die Dopplerfrequenzkurven der Aa. uteri ändern ihre Form im letzten Schwangerschaftstrimenon nicht. Die Höhe der registrierten absoluten Frequenzverschiebungen weist unabhängig von der Schwangerschaftswoche große Variationen auf. Während einer Dopplermessung bei einer Patientin können bisweilen Kurven mit unterschiedlich hoher Frequenzverschiebung registriert werden. Die maximalen systolischen Frequenzverschiebungen schwanken zwischen 1,5 und 3,5 kHz.

Dies resultiert wohl aus einer Registrierung anatomisch unterschiedlicher uteriner Arterien. Ein Wechsel von hauptstammproximalen Gefäßen (Aa. arcuatae) zu distalen Gefäßen (Aa. spirales) ist möglich. Deshalb sind die folgenden Ergebnisse allgemein auf uterine Arterien zu beziehen (Tabelle 3).

Die Indizesrechnungen aus den Geschwindigkeiten weisen auf eine sehr niedrige Pulsatilität in den uterinen Arterien hin. Der Quotient ist um $1,9 \pm 0,2$ stabil. Der Resistanceindex ist um $0,45 \pm 0,06$ stabil, und der Pulsatilitätsindex nimmt geringfügig von $0,9 \pm 0,1$ im 1. Wochenabschnitt auf $1,1 \pm 0,2$ im letzten Wochenabschnitt zu. Zwischen beiden besteht ein signifikanter Unterschied ($p < 0,05$).

Die sehr niedrige Pulsatilität in den uterinen Arterien (Resistanceindex unter 0,5 und Pulsatilitätsindex um 1) spricht dafür, daß diese Arterien ein Gefäßbett mit sehr niedrigem Widerstand versorgen (Campbell et al. 1983). Dieser niedrige Gefäßwiderstand bedingt einen fast konstanten Blutstrom zur Plazenta während des Herzzyklus und damit ein konstantes Sauerstoffangebot an die plazentare Austauschfläche. Die relativ hohen Unterschiede der absoluten Frequenzverschiebungen ohne Zuordnungsmöglichkeit der Schwangerschaftswoche und das Auftreten der Frequenzunterschiede bei einer Patientin kann auch durch eine Winkelinkonstanz zwischen Dopplerstrahl und Gefäß bedingt sein. Im Falle einer Visualisierung der uterinen Arterien verlaufen diese in der Regel parallel zur Uterusoberfläche bzw. zur Transduceroberfläche. Wahrscheinlich unterliegen die dopplersonographisch erfaßten uterinen Gefäße erheblichen Kaliberschwankungen (1–3 mm). Janbu et al. (1985) unterscheiden zwischen dem Dopplerspektrum des Hauptstammes der uterinen Arterie und dem Dopplerspektrum der durch das Myometrium dringenden arteriellen Äste. Auch hier sind die absoluten Höhen der Frequenzverschiebungen unterschiedlich, die Formen aber ähnlich und vergleichbar.

Bei der Darstellung der uterinen Gefäße im Schnittbild läßt sich der Durchmesser auf 2–3 mm schätzen. In diesen „sichtbaren" Gefäßen findet man eher niedrige bis mittlere maximale systolische Frequenzverschiebungen (1,5–2,5 kHz). Bei sehr hohen Frequenzverschiebungen (um 3 kHz) findet sich das für uterine Arterien typisch geformte Dopplerfrequenzmuster mit niedriger Pulsatilität, aber kein entsprechendes Gefäß im Schnittbild. Möglicherweise ist ihr Durchmesser für die echographische Auflösung zu gering (oder Gefäßverlauf und Dopplerstrahl bilden einen sehr kleinen Winkel). Wenn durch beide Gefäßtypen dasselbe Flußvolumen pro Zeiteinheit gepreßt wird, muß die Blutstromgeschwindigkeit in den dünnen Gefäßen entsprechend höher sein. Die Amplitudendarstellung

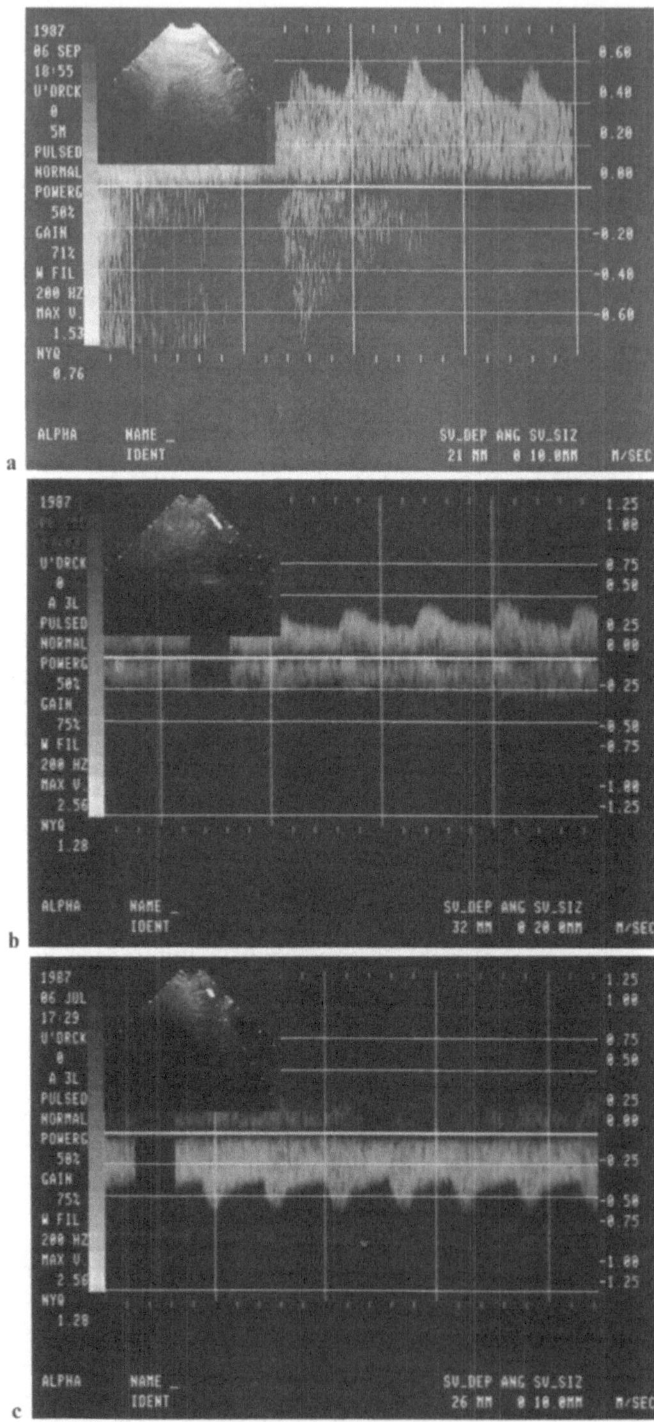

Abb. 22 a–d. 4 verschiedene unauffällige Dopplerkurven der A. uterina in der 40. SSW. Man erkennt hier die großen Variationen der Dopplerkurven der uterinen Arterien

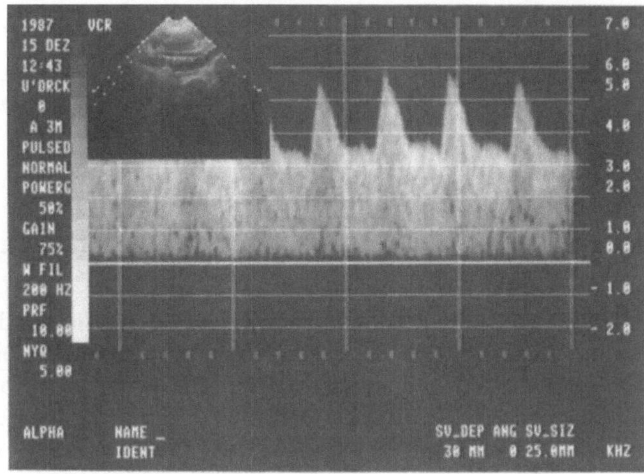

Abb. 22 d

Tabelle 3. Blutstromparameter in Aa. uteri in vier Dreiwochenabschnitten von der 31. bis 42. SSW

SSW		Q		RI		PI		
31	$\bar{x}$	**1,8**		**0,44**		**0,9***		
	SD		±0,2		±0,06		±0,1	
33	n	13		13		13		
34	$\bar{x}$	**1,9**		**0,45**		**1,0**		
	SD		±0,2		±0,06		±0,2	
36	n	13		15		15		
37	$\bar{x}$	**1,9**		**0,45**		**1,0**		
	SD		±0,2		±0,06		±0,2	
39	n	15		15		15		
40	$\bar{x}$	**2,1**		**0,49**		**1,1***		
	SD		±0,4		±0,10		±0,2	
42	n	15		15		15		

* $p < 0,001$.

der Frequenzen im Dopplersonogramm spricht für diese Annahme. Die Kurve mit absolut niedrigen Frequenzverschiebungen – Gefäße mit größerem Durchmesser – weist ein Dopplersonogramm mit einer homogenen Schwärzung auf (Abb. 21), was für eine Gleichverteilung der Frequenzen über den gesamten Gefäßquerschnitt spricht. Also ist die Anzahl niedriger und hoher Frequenzen gleich verteilt. Dagegen zeigen die Frequenzkurven mit absolut höheren Frequenzen eine stärkere Schwärzung im hohen Frequenzbereich. Hier sind also Blutkörperchen mit hoher Frequenzverschiebung zahlreicher vertreten. Die dopplersonographische Untersuchung der uterinen Gefäße – Campbell hält sie für die Aa. arcuatae uteri – bezieht sich also auf eine Gefäßgruppe, deren Dopplersonogramm eine Aussage über den uteroplazentaren Gefäßwiderstand zuläßt.

4.4 Vergleich der Dopplerfrequenzkurven bei eutropher und dystropher Fetalentwicklung

Eine uteroplazentare Mangelversorgung äußert sich in den Dopplerfrequenzkurven der Aorta thoracalis descendens fetalis, der A. umbilicalis und der Aa. uteri. Dies zeigt die Gegenüberstellung der Kurven in einer normalen Schwangerschaft mit eutropher Fetalentwicklung und der Kurven, die bei einer uteroplazentaren Insuffizienz mit dystropher Fetalentwicklung registriert werden können (Abb. 23, 24, 26 a, b).

Zur Quantifizierung der dopplersonographischen Unterschiede werden alle registrierten Fälle entsprechend dem fetalen Geburtsgewicht einer eutrophen

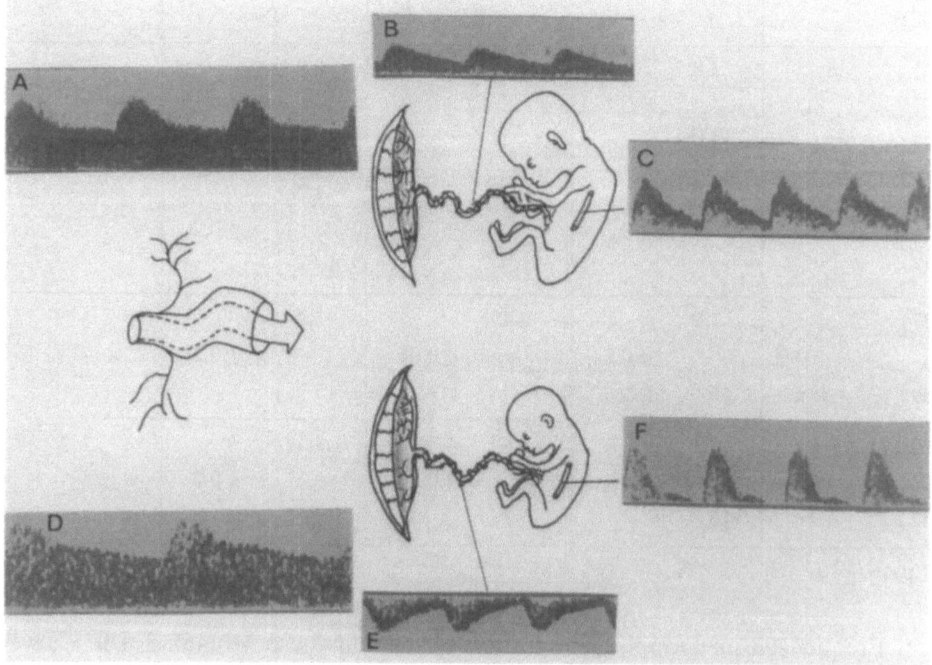

Abb. 23. Uterine Versorgung und plazentare Entwicklung sind für das eutrophe (*A–C*) wie für das dystrophe (*D–F*) Kind ausreichend. Die Dopplerfrequenzkurven von uterinen Arterien, Umbilikalarterie und fetalaer Aorta weisen bei feto- und uteroplazentarer Mangelversorgung keinen erhöhten Widerstand auf. Bei der kompensierten Plazentainsuffizienz mit fetaler Mangelentwicklung findet sich nur im Strömungsprofil der fetalen Aorta (*F*) ein erhöhter Widerstand, erkenntlich an den erniedrigten bzw. fehlenden Enddiastolen. Umbilikalarterie und uterine Arterien weisen ein regelrechtes Dopplerprofilmuster auf (*D, E*)

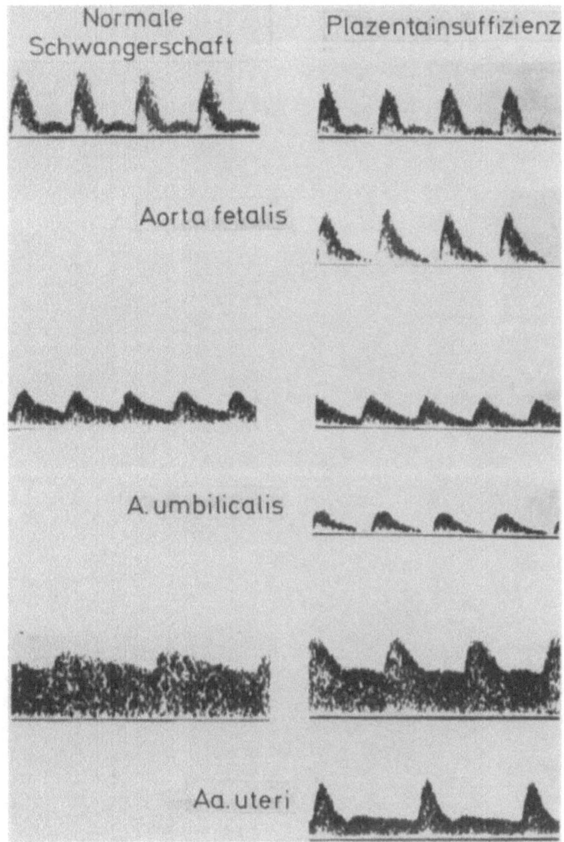

Abb. 24. Dopplerfrequenzkurven von Aorta thoracalis descendens, A. umbilicalis und Arteriae uteri bei normalem Schwangerschaftsverlauf und bei Plazentainsuffizienz

oder einer dystrophen Gewichtsgruppe zugeordnet. Die Zuteilung erfolgt nach den von Lubchenco et al. (1963) angegebenen Gewichtstabellen für männliche und weibliche Neugeborene. Alle Feten oberhalb der Zehnerperzentile werden als eutrophe Feten klassifiziert, die Feten bis zur Zehnerperzentile als dystrophe Feten.

4.4.1 Aorta thoracalis descendens fetalis

Das Dopplersonogramm der fetalen Aorta läßt bei dystropher Fetalentwicklung eine Reduzierung der systolischen und diastolischen Frequenzverschiebung erkennen. Bei stark ausgeprägter uteroplazentarer Insuffizienz ist enddiastolisch keine Frequenzverschiebung registrierbar. Entweder ist sie vollständig aufgehoben oder unter die Grenze des Hochpaßfilters (150 Hz) gesunken (Abb. 24).

Die mittlere Blutstromgeschwindigkeit in der fetalen Aorta, wie an 209 eutrophen Feten exemplarisch aufgezeigt werden soll, beträgt 33 cm/s; 19 dystrophe Feten haben eine mittlere Blutstromgeschwindigkeit von 26 cm/s. Der Unterschied zwischen den beiden Werten ist hochsignifikant (P < 0,001, s. Tabelle 4). Den

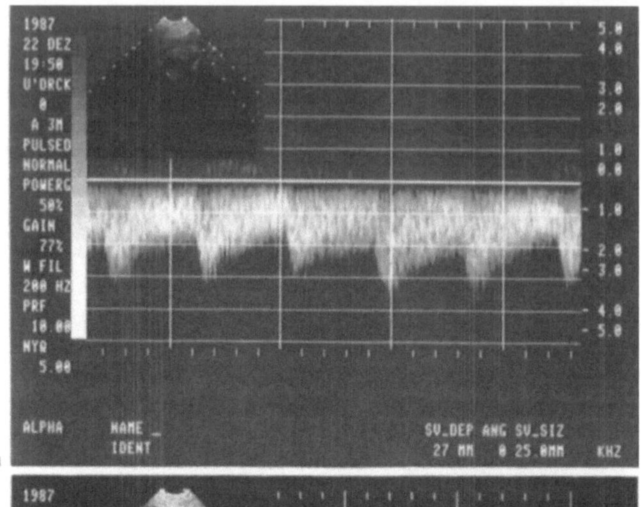

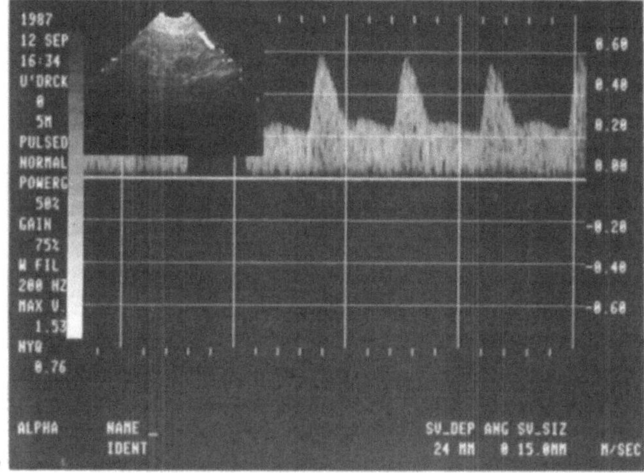

Abb. 25 a, b. Unauffällige Dopplerkurve einer A. uterina in der 37. SSW (**a**) und Dopplerkurve bei Plazentainsuffizienz in der 37. SSW (**b**). Die niedrigen Enddiastolen weisen auf eine Widerstandserhöhung hin

auffälligsten Unterschied findet man in der diastolischen Blutstromgeschwindigkeit der fetalen Aorta mit 17 cm/s bei eutrophen Feten gegenüber 10 cm/s bei dystrophen Feten. Die maximale Blutstromgeschwindigkeit in der fetalen Aorta ist ebenfalls bei dystrophen Feten hochsignifikant niedriger als bei eutrophen Feten (in unserem beschriebenen Kollektiv 96 gegenüber 122 cm/s).

4.4.2 A. umbilicalis

Die Dopplerfrequenzkurven der Umbilikalarterien zeigen bei fetaler Mangelversorgung zwar keine konstante Reduktion der systolischen Frequenzverschiebung, aber die enddiastolische Frequenzverschiebung kann entsprechend dem Schwere-

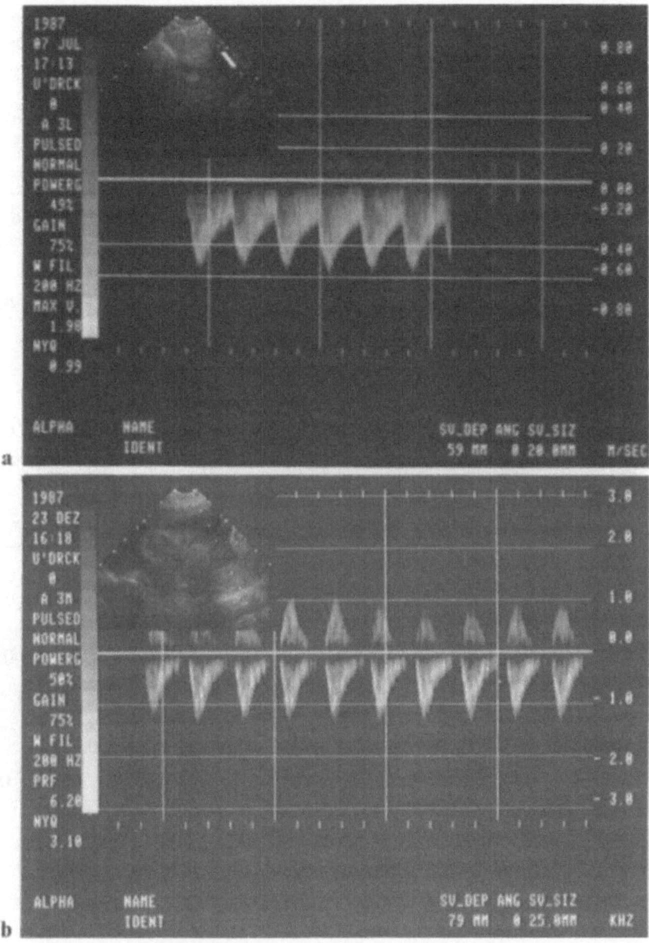

Abb. 26 a, b. Dopplersonogramm einer Umbilikalarterie ohne pathologischen Befund (**a**) und bei Plazentainsuffizienz (**b**). Beide Aufnahmen erfolgten mit Hilfe des Sektorschallkopfes

grad der fetalen Mangelversorgung reduziert oder komplett aufgehoben sein (Abb. 24). Die Blutstromparameter der Umbilikalarterie weisen ebenfalls einen signifikanten Unterschied zwischen eutrophen und dystrophen Feten auf (Tabelle 4). Für eine Unterscheidung eignen sich insbesondere der Resistanceindex und der Pulsatilitätsindex.

4.4.3 Aa. uteri

In den Aa. uteri findet man bei einer ausgeprägten uteroplazentaren Insuffizienz insbesondere eine Reduktion der enddiastolischen Frequenzverschiebung (Abb. 24). Ein deutlicher Einbruch der frühdiastolischen Frequenzverschiebung

Tabelle 4. Blutstromparameter in fetaler Aorta thoracalis descendens, A. umbilicalis und Aa. uteri in einem Kollektiv mit fetaler Eutrophie und fetaler Dystrophie

	V max [cm/s]	V dia [cm/s]	V mean [cm/s]	Q $\frac{V\,max}{V\,dia}$	RI $\frac{V\,max - V\,dia}{V\,max}$	PI $\frac{V\,max - V\,dia}{V\,mean}$	Relativer Flow [ml/min/kg]
				Aorta thoracalis descendens			
Eutrophie $\bar{x}$	122	17	33	8,0	0,86	3,2	176
SD	±20	±5	±5	±4,7	±0,04	±0,7	±38
n	100	100	209	100	100	100	186
Dystrophie $\bar{x}$	96	10	26	12,9	0,89	3,4	183
SD	±20	±5	±5	±4,7	±0,06	±0,9	±52
n	16	16	19	16	16	16	18
p	0,000	0,000	0,000	0,035	0,015	0,232	0,570
Eutrophie $\bar{x}$				2,8	0,62	1,4	
SD				±0,6	±0,08	±0,3	
n		A. umbilicalis		67	67	67	
Dystrophie $\bar{x}$				4,1	0,72	1,9	
SD				±1,9	±0,10	±0,50	
n				9	9	9	
p				0,062	0,001	0,013	
Eutrophie $\bar{x}$				2,0	0,48	1,1	
SD				±0,5	±0,09	±0,3	
n				80	80	80	
Dystrophie $\bar{x}$		Aa. uteri		4,1	0,64	2,1	
SD				±3,2	±0,18	±1,3	
n				14	14	14	
p				0,033	0,004	0,011	

kann bei schweren EPH-Gestosen mit dystropher Fetalentwicklung nachgewiesen werden. Dieses Phänomen wurde erstmals von Campbell et al. (1983) beschrieben.

Die Blutstromparameter in den Aa. uteri unterscheiden sich in den beiden genannten Kollektiven teilweise signifikant voneinander: Der Resistanceindex und der Pulsatilitätsindex weisen auf einen erhöhten Widerstand bei uteroplazentarer Insuffizienz im plazentaren Gefäßbett hin.

4.4.4 Zeichen der Plazentainsuffizienz

Eine Verminderung der Austauschfläche zwischen mütterlichem und fetalem Blut durch eine Verringerung der Austauschfläche des mütterlichen und fetalen Gefäßsystems der Plazenta – so definiert Becker (1972) eine Plazentainsuffizienz – äußert sich auch im Dopplersonogramm von fetaler Aorta und Umbilikalarterie. Dies machen die Doppleruntersuchungen im Kollektiv der dystrophen Feten deutlich. Da 50–60% des aortalen Blutflusses über die Umbilikalarterien zur Plazenta fließen, kann eine Widerstandsvermehrung in der fetalen Aorta mit Reduktion der enddiastolischen Frequenzverschiebung Ausdruck eines eröhten Widerstandes im plazentaren Gefäßbett sein. Diese Annahme erscheint plausibel, wenn gleichzeitig das Dopplerfrequenzmuster der Umbilikalarterie durch eine Verminderung der enddiastolischen Frequenzverschiebung eine plazentare Widerstandserhöhung anzeigt. Bei fehlender diastolischer Frequenzverminderung in der Umbilikalarterie, aber gleichzeitig vorhandenem erhöhtem Widerstand in der fetalen Aorta thoracalis descendens muß diese Widerstandsvermehrung aus dem peripheren Gefäßbett stammen. Die hypotrophe Fetalentwicklung mit fehlendem subkutanem Fettgewebe macht diese Annahme wahrscheinlich. Der erhöhte Widerstand in Umbilikalarterien mit Erniedrigung der enddiastolischen Frequenzverschiebung bei plazentarer Mangelversorgung ist Ausdruck einer Verringerung der Sauerstoffaustauschfläche in der Plazenta. Diese Einengung des funktionellen Plazentaareals kann durch eine mangelhafte Ausreifung der plazentaren Zottengefäße (Becker 1981) oder durch eine proliferative Wucherung in fetalen Zottengefäßen bedingt sein (König 1972). Diese Lumeneinengung der plazentaren Zottengefäße findet sich in unterschiedlicher Ausprägung bei dystrophen Früh- und Reifgeborenen. Die Entwicklung des fetalen plazentaren Gefäßbettes wird vom uterinen Gefäßsystem, das zahlreiche Möglichkeiten zur Anastomosenbildung hat (Cretius 1981), beeinflußt. Ein beschränktes Gefäßbett eines unterentwickelten Uterus zeigt sich häufig an einem erhöhten Widerstand im uterinen arteriellen Dopplersonogramm bei dystropher Fetalentwicklung, und zwar auch ohne Symptome einer EPH-Gestose. Die erniedrigte enddiastolische Blutstromgeschwindigkeit in uterinen Arterien bei dystropher Fetalentwicklung zeigt, daß es sich häufig um eine kombinierte uteroplazentare Insuffizienz handelt. Der klinische Befund einer kleinen Gebärmutter bei Schnittentbindung unterstreicht diese Beobachtung.

4.5 Dopplerscore

Die Analyse der Dopplerfrequenzkurven zur Bestimmung der Dopplerparameter ist bei manueller Auswertung sehr aufwendig und erfordert wegen biophysikalischer Variationen und Rauschstörungen die Berechnung der Indizes über mehrere Herzzyklen. Spezielle On-lin-Computersysteme, wie von Teague et al. (1985), Thompson et al. (1985) und Jouppila u. Kirkinen (1986) beschrieben, funktionieren nur dann fehlerfrei, wenn die Dopplersignale eine ausreichend konstante Stärke aufweisen und Rauschfreiheit besteht. Dies erfordert Filterverfahren oder eine manuelle visuelle Vorbeurteilung der Dopplerfrequenzkurven.

4.5.1 Punktbewertung

Die visuelle Betrachtung der Dopplerfrequenzkurven mit der Zuordnung zu den entsprechenden Dopplerparametern und zu dem klinischen Ergebnis warf die Frage auf, ob das Dopplerfrequenzspektrum, wie es visuell und akustisch vom Untersucher perzipiert wird, eine direkte Aussage über die Blutstromverhältnisse oder die Widerstandsverhältnisse im utero- und fetoplazentaren Gefäßbett zuläßt, so daß die klinische Diagnose sich während der Registrierung der Dopplerfrequenzkurven erstellen läßt. Zur Objektivierung der „klinischen Spektralanalyse" wurde eine Dopplerscoreeinteilung von fetaler Aorta, Umbilikalarterie und uterinen Arterien den Dopplerparametern bzw. dem klinischen Ergebnis gegenübergestellt. Die mit den Duplexsystemen der Firmen SMS und Kranzbühler registrierten Dopplerfrequenzkurven wurden für jedes Gefäß direkt visuell als normal, präpathologisch bzw. fraglich pathologisch oder eindeutig pathologisch beurteilt und tabellarisch aufgelistet. Ein normales Dopplerfrequenzmuster in der fetalen Aorta, der Umbilikalarterie oder in den uterinen Arterien mit ausreichend hohen enddiastolischen Frequenzverschiebungen wurde jeweils mit 0 Scorepunkten bewertet und erhielt so einen Gesamtscore von 0 (Abb. 27 und Tabelle 5). Dieser zeigt dopplersonographisch keinen erhöhten peripheren Widerstand an und läßt auf normale Blutstromverhältnisse in der utero- und fetoplazentaren Einheit schließen. Dopplersonographisch findet sich somit kein Risiko für den weiteren Schwangerschaftsverlauf bzw. für die Geburt.

Fanden sich dagegen in der fetalen Aorta sehr niedrige Enddiastolen bzw. intermittierend fehlende enddiastolische Frequenzverschiebungen, so erhielten diese 1 Scorepunkt. Konstant fehlende Frequenzverschiebungen wurden mit 2 Punkten bewertet. Da Widerstandserhöhungen in der Umbilikalarterie klinisch auf eine ernstzunehmende plazentare Mangelversorgung hinweisen können, wurden intermittierend fehlende oder optisch erniedrigte umbilikale Enddiastolen mit 2 und konstant fehlende enddiastolische Frequenzverschiebungen mit 3 Punkten versehen. Angedeutete oder intermittierend frühdiastolische Einkerbungen in Frequenzmuster von uterinen Arterien oder bei enddiastolischen Frequenzen, die kleiner als 50% der systolischen Frequenzen sind, wurden mit 1 Scorepunkt beurteilt. Eindeutig konstant erniedrigte enddiastolische Werte (kleiner als 50% der systolischen kombiniert mit frühdiastolischen Frequenzerniedrigungen) wurden mit 3 Scorepunkten bewertet. Die Punktzahl aller Gefäße wurde addiert und ergab den gesamten Dopplerscore (Abb. 27).

Die direkte visuelle Beurteilung der Dopplerfrequenzkurven mittels Dopplerscore erfolgte aufgrund klinisch-empirischer Erfahrungen. Zur Objektivierung der Dopplerscoreaufteilung wurden die Scorepunkte für das entsprechende Gefäß mit dem Pulsatilitätsindex verglichen. Schließlich wurden die prospektiv

Dopplerscore

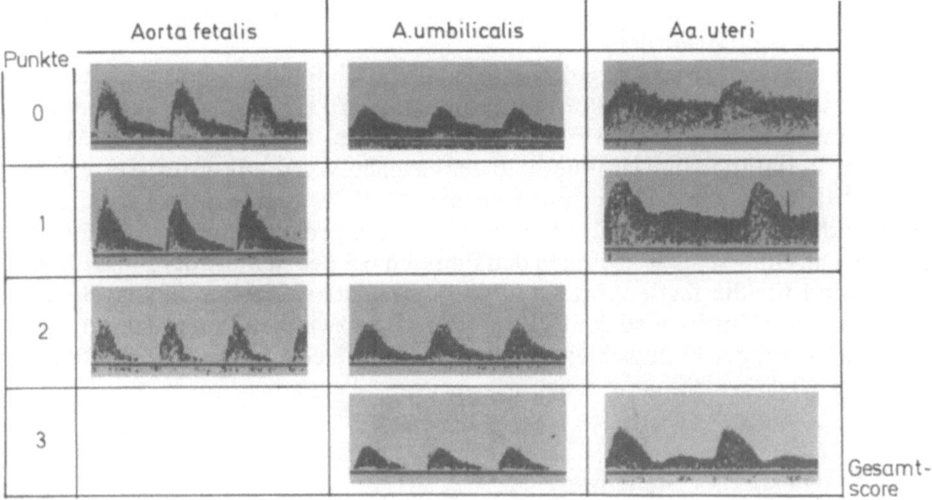

Abb. 27. Bildliche Darstellung des Dopplerscores

Tabelle 5. Schematische Darstellung des Dopplerscore

	Aorta fetalis	A. umbilicalis	A. uteria	
0	Diastolischer Blutfluß immer nachweisbar	Diastolischer Blutfluß immer nachweisbar	Diastolischer Blutfluß immer mehr als 50% des systolischen Blutflusses	
1	Intermittierend fehlende Enddiastolen		Intermittierendes Notching oder diastolischer Blutfluß weniger als 50% des systolischen Blutflusses	
2	Konstant fehlende Enddiastolen	Intermittierend fehlende Enddiastolen		
3		Konstant fehlende Enddiastolen	Konstantes Notching und diastolischer Blutfluß weniger als 50% des systolischen Blutflusses	Gesamt-score

erhobenen Dopplerscores für das Gesamtkollektiv mit dem Schwangerschaftsverlauf verglichen, wobei der Entbindungsmodus und das kindliche Geburtsgewicht berücksichtigt wurden.

Jede Doppleruntersuchung der fetalen Aorta, Umbilikalarterie und uterinen Arterien, bei der der mittlere Pulsatilitätsindex von 10 Herzzyklen berechnet war, erhielt eine entsprechende Wertpunktzahl. Für jedes Gefäß wurden die Mittelwerte der Pulsatilitätsindizes innerhalb der gleichen Wertpunktgruppe errechnet. Diese Mittelwerte, die den Wertpunkten eines Gefäßes zugeteilt sind, wurden gegeneinander mit dem t-Test für unverbundene Stichproben geprüft (Abb. 27, Tabelle 6). Die Unterschiede zwischen den Punkten bei Beurteilung der Pulsatilitätsindizes sind für die fetale Aorta und die Umbilikalarterie signifikant. Bei den Aa. uteri ist der Unterschied der Pulsatilitätsindizes zwischen Punkt 0 und 1 signifikant, während der Unterschied zwischen den Punkten 1 und 3 das Signifikanzniveau ($p = 0{,}072$) nicht ganz ereicht.

4.5.2 Diagnostischer Stellenwert

Die klinische Wertigkeit des prospektiv erhobenen Dopplerscores wurde durch eine Gegenüberstellung von Entbindungsmodus und fetalem Ernährungszustand geprüft. Hierbei wurde unterschieden zwischen vaginaler Entbindung und Sectio caesarea wegen drohender fetaler Asphyxie bzw. Eutrophie und Dystrophie ent-

Tabelle 6. Vergleich der Wertpunkte (Score) mit den ermittelten Pulsatilitätsindizes (*PI*)

Aorta thoracalis descendens				
Score		0	1	2
PI	$\bar{x}$	**2,7**	**3,3**	**4,3**
	SD	$\pm 0{,}5$	$\pm 0{,}4$	$\pm 1{,}1$
	n	62	17	14
p		0,0001	0,0071	

A. umbilicalis				
Score		0	2	3
PI	$\bar{x}$	**1,4**	**1,9**	**3,1**
	SD	$\pm 0{,}3$	$\pm 0{,}1$	$\pm 0{,}3$
	n	79	4	11
p		0,0008	0,0001	

Aa. uteri				
Score		0	1	3
PI	$\bar{x}$	**0,95**	**1,5**	**2,1**
	SD	$\pm 0{,}3$	$\pm 0{,}3$	$\pm 0{,}9$
	n	62	13	11
p		0,0001	0,0721	

sprechend der Zehnergewichtsperzentile nach Lubchenco. Bei pathologischem Dopplerscore ≥ 3 kam es nachfolgend nur in 18% der Fälle zu einer vaginalen Entbindung mit eutrophem Kind (Tabelle 7). Umgekehrt war nur in 5% der Fälle bei unauffälligem Dopplerscore (0) eine Sectio caesarea wegen drohender fetaler Asphyxie, diagnostiziert am Kardiotokogramm, notwendig, während bei pathologischem Dopplerscore in fast $^2/_3$ der Fälle eine Sectio caesarea wegen drohender fetaler Asphyxie durchgeführt werden mußte.

Auch für die Differenzierung zwischen fetaler Eutrophie und Dystrophie liefert der Dopplerscore wertvolle Hinweise. Mit zunehmendem Dopplerscore verringert sich die Anzahl der eutrophen Feten, während die Häufigkeit an dystrophen Feten zunimmt (Tabelle 8). Der besondere Vorteil der dopplersonographischen Scorebeurteilung zeigt sich in der Tatsache, daß in 4 Fällen mit fetaler Dystrophie und Gesamtscore „0" eine vaginale Entbindung möglich war, d. h. die Dopplersonographie hat eine ausreichende utero- und fetoplazentare Versorgung des mangelernährten Feten unter der Geburt vorausgesagt. Zu ähnlichen Ergebnissen kommen Hecher et al. (1988), die von 33 dystrophen Feten in 12 Fällen dopplersonographisch normale Pulsatilitätsindizes der fetalen Aorta und Umbilikalarterie fanden. Keiner dieser dystrophen Feten wies perinatologische Probleme auf.

Die aus diesem Datenmaterial zu berechnende Sensitivität des Dopplerscores beträgt 77%. Hiermit wird die relative Häufigkeit angegeben, mit der tatsächlich durch Asphyxie bedrohte Feten einer Sectio caesarea bedürfen oder tatsächlich dystrophe Feten geboren werden. Die Spezifität beträgt 94%. Sie gibt die relative

Tabelle 7. Häufigkeitsverteilung der Schwangerschaftsverläufe in Abhängigkeit von ihrem Gesamtscore

Gesamt-score	Unauffällige Schwangerschaft		Sectio Asphyxie		Sectio (sonst.)	Gesamt
	n	[%]	n	[%]	n	n
0	90	76	5	5	13	108
1–2	31	57	13	24	10	54
≥ 3	6	18	20	61	7	33
Σ	127		38		30	195

Tabelle 8. Gegenüberstellung eutropher und dystropher Neugeborener bezüglich Gesamtdopplerscore

Gesamtscore	Eutrophe	Dystrophe[a]		Gesamt
0	106	4	(4)	110
1–2	47	11	(4)	58
≥ 3	20	17	(2)	37
Σ	173	32		205

[a] Die Zahl der vaginal entbundenen Fälle ist in Klammern angegeben.

Tabelle 9. Vierfeldertafel mit unauffälligem Schwangerschaftsverlauf und komplikationsreichem Schwangerschaftsverlauf (Sectio caesarea bei drohender fetaler Asphyxie, fetale Dystrophie)

Gesamtscore	Unauffälliger Schwangerschafts- verlauf	Komplikationen im Schwanger- schaftsverlauf, Sectio bei drohender Asphyxie, Dystrophie	Gesamt
0	90	8	98
≥ 3	6	26	32
n	96	34	130
Spezifität	94%		
Sensitivität	77%	$p < 0,01$	

Häufigkeit an, mit der wirklich unauffällige Schwangerschaftsverläufe mit eutropher Kindesentwicklung und vaginaler Entbindung durch den Dopplerscore erkannt werden. Dies bedeutet umgekehrt, daß mittels Dopplersonographie und dem Dopplerscoring ein Viertel aller Fälle, die entweder dystroph sind oder einer Sectio caesarea wegen drohender fetaler Asphyxie bedürfen, nicht erkannt werden. Die Rate falsch positiver Fälle, also unauffälliger Schwangerschaftsverläufe trotz pathologischen Dopplerbefundes, beträgt dagegen nur 6% (Tabelle 9). Fleischer et al. (1985) ermittelten mit der Bestimmung der A/B-Ratio der Umbilikalarterie für die Risikoerkennung einer fetalen Mangelernährung eine Sensitivität von 87% und eine Spezifität von 83%. Bei Kombination der fetalen Dystrophie mit perinataler Morbidität erreicht die Dopplermethode nach Hecher et al. (1988) durch Bestimmung des Pulsatilitätsindex in fetaler Aorta und Umbilikalarterie eine Sensitivität von 100% und eine Spezifität von 74%.

Der vorgestellte Dopplerscore weist eine vergleichbare klinische Relevanz wie die üblicherweise angewandten Dopplerindizes auf. Der Vorteil der direkten Dopplerkurvenbeurteilung mittels Score besteht darin, daß die Einteilung sofort visuell während der Kurvenregistrierung vorgenommen werden kann, ohne zeitlich oder technisch aufwendige Auswertungsverfahren zur Bestimmung der Indizes zu erfordern.

4.6 Vergleich der Dopplerfrequenzkurven mit und ohne betamimetische Therapie

Neben den Blutstromverhältnissen bei fetaler Mangelversorgung ist der Blutstrom unter der tokolytischen Therapie mit Betamimetika bei vorzeitiger Wehentätigkeit zur Verhinderung einer drohenden Frühgeburt von besonderem Interesse.

Das am häufigsten eingesetzte Betamimetikum im deutschsprachigen Raum ist Fenoterol. Die Wirkungen und Nebenwirkungen von Fenoterol ergeben sich zwangsläufig aus den physiologischen Einflüssen der Sympathomimetika. Auf die glatte Muskulatur wie z. B. im Uterus und in den Gefäßen üben sie eine relaxierende Wirkung aus. Auf die kardialen Funktionen wirken sie stimulierend. Sie beschleunigen die Herzfrequenz, steigern die Reizleitung und die Reizautomatie und verstärken die Kontraktionskraft des Herzmuskels (Meyer 1978). Die bewiesene Plazentapassage von Fenoterol (Weidinger et al. 1975; Wiest et al. 1977) macht eine Beeinflussung des fetalen Kreislaufsystems wahrscheinlich.

Etwa ein Drittel der dopplersonographisch untersuchten Patientinnen wurde wegen der Symptome einer drohenden Frühgeburt betamimetisch behandelt. Damit bietet sich ein Vergleich der Dopplerfrequenzkurven mit und ohne betamimetische Therapie an.

4.6.1 Akuter Einfluß von Fenoterol auf das Dopplerfrequenzmuster von fetaler Aorta thoracalis descendens, A. umbilicalis und Aa. uteri

Unter regelmäßiger vorzeitiger Wehentätigkeit bei einer Registrierung der dopplersonographischen Frequenzkurven fand man für die 36. SSW ein typisches Bild in fetaler Aorta, Umbilikalarterie und uterinen Arterien (Abb. 28). Das Kardiotokogramm wies eine polysystole kräftige Wehentätigkeit auf.

Eine Stunde nach Beginn einer i.v.-Tokolyse mit Fenoterol in therapeutischer Dosierung zur Wehenunterdrückung erfolgte eine Kontrollregistrierung der Dopplersonogramme in den oben genannten Gefäßen (Abb. 29). Im Kardiotokogramm waren keine Wehen nachweisbar. Die Dopplerfrequenzkurve der fetalen Aorta zeigte eine deutliche Steigerung der maximalen Frequenzverschiebung, insbesondere eine Zunahme der systolischen Spitzenwerte. Das Dopplerfrequenz-

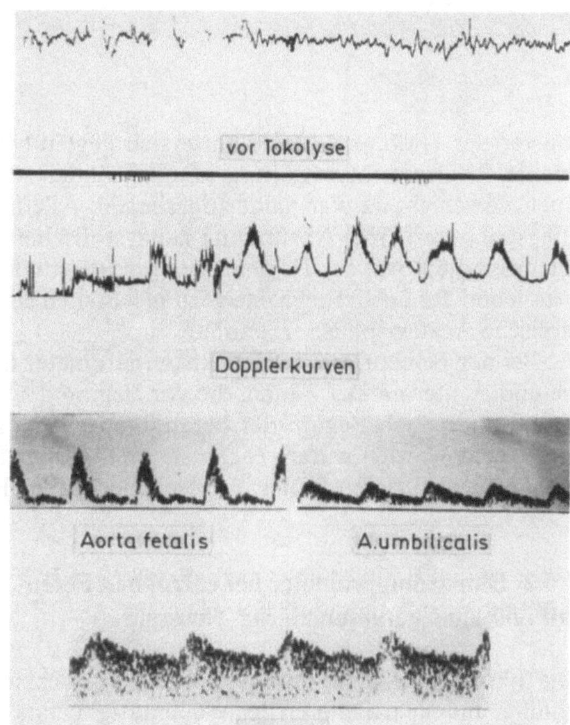

Abb. 28. Kardiotokogramm und Dopplerkurven von Aorta thoracalis descendens, A. umbilicalis und Aa. uteri vor betamimetischer Therapie

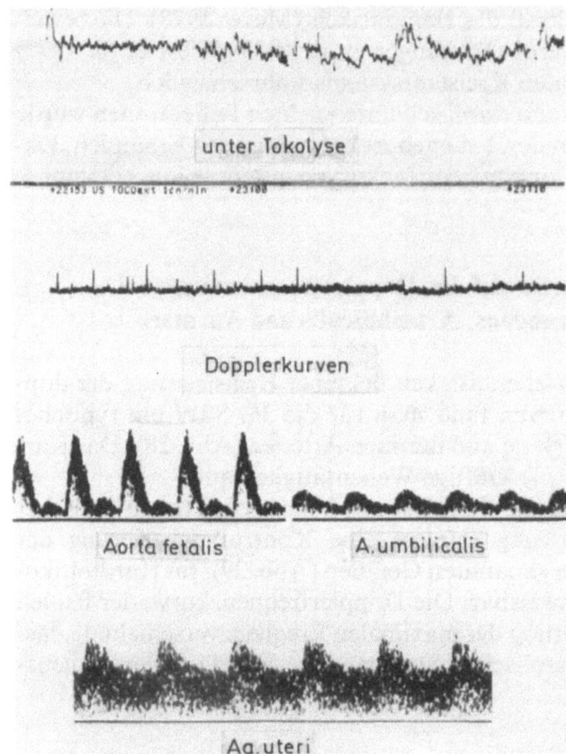

Abb. 29. Kardiotokogramm und Dopplerkurven von Aorta thoracalis descendens, A. umbilicalis und Aa. uteri während betamimetischer Therapie

muster der Umbilikalarterie hatte sich gegenüber dem Vorbefund bis auf eine leichte Pulsfrequenzsteigerung kaum geändert. Die Höhe der maximalen Frequenzverschiebung war nicht angestiegen. Allenfalls fiel eine etwas steilere Anstiegsphase mit einer Abrundung der systolischen Spitzenwerte auf. Ähnlich verhielt sich die Form des Dopplersonogramms in den uterinen Arterien. Auch hier war neben der Pulsfrequenzsteigerung lediglich eine sehr steile, fast senkrechte systolische Anstiegsphase erkennbar.

Bei der Berechnung der Blutstromparameter in fetaler Aorta, Umbilikalarterie und A. uterina in 7 Fällen, die vor Beginn der betamimetischen Therapie und eine Stunde nach Beginn der betamimetischen Therapie dopplersonographisch untersucht worden waren, ergab sich nur in der fetalen Aorta ein signifikanter Anstieg der mittleren Blutstromgeschwindigkeit (Fendel et al. 1986 b).

4.6.2 Blutstromparameter bei eutrophen Feten mit und ohne betamimetische Therapie

Die tokolytische Behandlung mit Fenoterol wird in der Regel als i.v.-Tokolyse begonnen und nach Sistieren der Wehentätigkeit als orale Therapie fortgeführt. Der Einfluß einer betamimetischen i.v. oder oralen Dauertherapie auf die Dopplerparameter bei eutropher Fetalentwicklung wird deutlich, wenn ein Kollektiv mit und ein Kollektiv ohne diese Therapie gegenübergestellt werden (Tabelle 10). Dabei zeigt sich, daß mit betamimetischer Therapie die mittlere Blutstromgeschwindigkeit in der Aorta erhöht ist, und zwar bei den untersuchten Fällen auf 37 cm/s. Ein Vergleich zwischen den gezeigten 103 tokolytisch behandelten Fällen und 209 nichtbehandelten Fällen, die einen Wert von 33 cm/s aufwiesen, ergab einen hochsignifikanten Unterschied (p < 0,001). Das relative Flußvolumen in der fetalen Aorta unterschied sich mit 199 ml/min/kg unter der Tokolyse gegenüber 176 ml/min/kg ohne Tokolyse ebenfalls hochsignifikant voneinander. Die diastolische Blutstromgeschwindigkeit, der Resistanceindex und der Pulsatilitätsindex in der fetalen Aorta zeigten auch signifikante Unterschiede zwischen beiden Kollektiven.

Die dopplersonographisch erhobenen Parameter der A. umbilicalis und der Aa. uteri unterschieden sich im Tokolyse- und Nichttokolysekollektiv nicht voneinander.

4.6.3 Blutstromparameter bei dystrophen Feten mit und ohne Tokolyse

Unterteilt man die dystrophen Feten in tokolytisch behandelte und nicht tokolytisch behandelte, so zeigen sich in den Dopplerparametern der fetalen Aorta signifikante Unterschiede (Tabelle 11). Am auffälligsten ist der Unterschied in der diastolischen aortalen Blutstromgeschwindigkeit. Dystrophe Feten mit Tokolyse hatten in dem hier vorgestellten Kollektiv einen Wert voln 22 cm/s, während ohne Tokolyse dieser Wert im Durchschnitt nur 10 cm/s betrug. Die diastolische Blutstromgeschwindigkeit und der Resistanceindex unterschieden sich mit einem p < 0,01 und die maximale Blutstromgeschwindigkeit mit einem p < 0,05 signifikant voneinander. Dieser Unterschied läßt sich bei Betrachtung der mittleren Blutstromgeschwindigkeit, des Quotienten und des Pulsatilitätsindex nicht beweisen, obwohl die Mittelwerte für die beiden Kollektive in der Tendenz unterschiedlich waren. Das relative Flußvolumen in der fetalen Aorta blieb unbeeinflußt von der tokolytischen Therapie.

Der Einfluß des Tokolytikums auf die Blutstromparameter in der A. umbilicalis und den Aa. uteri bei dystropher Fetalentwicklung ließ sich z. T. in der Tendenz zeigen. Eine Erniedrigung des Quotienten und des Resistanceindex deuten eine Widerstandsverminderung durch das Betamimetikum an. Der umbilikale Pulsatilitätsindex war mit einem p < 0,05 bei dystrophen Feten mit Tokolyse signifikant niedriger als bei Feten ohne Tokolyse. Gleiches gilt für die Parameter der uterinen Arterien, die mit dem Quotienten, dem Resistanceindex und dem Pulsatilitätsindex tendenziell eine Widerstandsverminderung im uterinen bzw. plazentaren Gefäßbett andeuten.

Tabelle 10. Blutstromparameter in fetaler Aorta thoracalis descendens, A. umbilicalis und Aa. uteri bei fetaler Eutrophie mit und ohne tokolytische Behandlung mit Betamimetika

		V max [cm/s]	V dia [cm/s]	V mean [cm/s]	Q $\dfrac{V\,max}{V\,dia}$	RI $\dfrac{V\,max - V\,dia}{V\,max}$	PI $\dfrac{V\,max - V\,dia}{V\,mean}$	Relativer Flow [ml/min/kg]
		Aorta thoracalis descendens						
Eutrophie mit Tokolyse	$\bar{x}$	**122**	**20**	**37**	**7,3**	**0,83**	**2,9**	**199**
	SD	±23	±8	±7	±4,1	±0,07	±0,7	±51
	n	64	64	103	64	64	64	90
Eutrophie ohne Tokolyse	$\bar{x}$	**122**	**17**	**33**	**8,0**	**0,86**	**3,2**	**176**
	SD	±20	±5	±5	±4,7	±0,04	±0,7	±38
	n	100	100	209	100	100	100	186
p		0,865	0,015	0,000	0,265	0,027	0,006	0,000
		A. umbilicalis						
Eutrophie mit Tokolyse	$\bar{x}$				**2,8**	**0,61**	**1,4**	
	SD				±1,1	±0,09	±0,4	
	n				44	44	44	
Eutrophie ohne Tokolyse	$\bar{x}$				**2,8**	**0,62**	**2,4**	
	SD				±0,7	±0,08	±0,3	
	n				67	67	67	
p					0,853	0,611	0,837	
		Aa. uteri						
Eutrophie mit Tokolyse	$\bar{x}$				**2,0**	**0,46**	**1,1**	
	SD				±1,0	±0,11	±0,4	
	n				52	52	52	
Eutrophie ohne Tokolyse	$\bar{x}$				**2,0**	**0,48**	**1,1**	
	SD				±0,5	±0,09	±0,3	
	n				80	80	80	
p					0,830	0,427	0,818	

Tabelle 11. Blutstromparameter in fetaler Aorta thoracalis descendens, A. umbilicalis und Aa. uteri bei fetaler Dystrophie mit und ohne tokolytische Behandlung mit Betamimetika

		V max [cm/s]	V dia [cm/s]	V mean [cm/s]	Q $\frac{V\,max}{V\,dia}$	RI $\frac{V\,max-V\,dia}{V\,max}$	PI $\frac{V\,max-V\,dia}{V\,mean}$	Relativer Flow [ml/min/kg]
		Aorta thoracalis descendens						
Dystrophie mit Tokolyse	$\bar{x}$	118	22	32	7,4	0,81	2,9	180
	SD	±24	±12	±9	±5,7	±0,08	±0,65	±52
	n	10	10	13	10	10	10	12
Dystrophie ohne Tokolyse	$\bar{x}$	96	10	26	12,9	0,89	3,4	183
	SD	±20	±7	±5	±8,2	±0,06	±0,9	±52
	n	16	16	19	11	16	16	18
p		0,016	0,007	0,057	0,076	0,009	0,129	0,895
Dystrophie mit Tokolyse	$\bar{x}$	A. umbilicalis			2,7	0,62	1,3	
	SD				±0,5	±0,07	±0,3	
	n				5	5	5	
Dystrophie ohne Tokolyse	$\bar{x}$				4,1	0,72	1,9	
	SD				±1,9	±0,10	±0,50	
	n				9	9	9	
p					0,054	0,055	0,012	
Dystrophie mit Tokolyse	$\bar{x}$	Aa. uteri			2,3	0,53	1,3	
	SD				±0,8	±0,13	±0,7	
	n				6	06	06	
Dystrophie ohne Tokolyse	$\bar{x}$				4,1	0,64	2,1	
	SD				±3,3	±0,19	±1,3	
	n				14	14	14	
p					0,067	0,162	0,185	

4.6.4 Schlußfolgerungen

Die dopplersonographischen Untersuchungen während einer betamimetischen Therapie zeigen, daß die mittlere Blutstromgeschwindigkeit und das mittlere Flußvolumen in der fetalen Aorta bei eutrophen Feten ansteigen. Auch Vetter et al. (1986) beschreiben unter tokolytischer Therapie mit Fenoterol dopplersonographisch einen Anstieg der mittleren Blutstromgeschwindigkeit und des Flußvolumens in der Aorta von eutrophen Feten. Ein Anstieg der maximalen aortalen Blutstromgeschwindigkeit konnte nur für dystrophe Feten nachgewiesen werden. Bei eutrophen Feten zeigte sich kein Einfluß der dopplersonographischen Parameter in der Umbilikalarterie oder in den uterinen Arterien. Danach bleibt offensichtlich die plazentare und uterine Durchblutung unbeeinflußt von Betamimetikagabe. Diese Aussage trifft für den relaxierten, also wehenlosen Uterus zu, da die Doppleruntersuchungen sowohl im Nichttokolysekollektiv als auch im Tokolysekollektiv in Wehenpausen oder ohne Wehentätigkeit erfolgten. Sie steht im Widerspruch zu Ergebnissen von Mund-Hoym et al. (1978), die mit sequenzszintigraphischen Untersuchungen unter betamimetischer Therapie am wehenlosen Uterus eine 10%ige Zunahme des uteroplazentaren Flußvolumens ermittelt haben. Da mit dieser Methode die Radioaktivität pro Zeiteinheit bestimmt wird, konnte nicht isoliert der arterielle uterine Blutfluß wie mit der Dopplermethode betrachtet werden. Bei dystropher Fetalentwicklung ist ein Einfluß des Betamimetikums auf die plazentare oder uterine Durchblutung zwar nicht bewiesen, aber nach den vorliegenden Ergebnissen möglich. In der Tendenz deutet sich eine Verbesserung der plazentaren und uterinen Durchblutung durch eine Widerstandsverminderung an. Dies kann als günstiger Effekt auf die eingeschränkte Sauerstoffversorgung des mangelernährten Feten gewertet werden. Hierzu würde die Beobachtung von Reinold (1978) passen, der durch Ultraschallbiometrie zeigen konnte, daß Feten, die in der 28. SSW unterhalb des 2-s-Bereiches der Wachstumskurve lagen, bei Dauertokolyse mit Betamimetika in der 34.–36. SSW wieder innerhalb des 2-s-Bereiches lagen und als eutrophe Feten mit Gewichten an der unteren Normgrenze geboren wurden.

Bei dystrophen und eutrophen Feten wiesen die Blutstromparameter der fetalen Aorta (erhöhte diastolische Blutstromgeschwindigkeit und erniedrigter Resistanceindex) auf eine Widerstandsverminderung unter Tokolyse hin. Das signifikant höhere Flußvolumen unter betamimetischer Therapie spricht bei eutrophen Feten bei kaum veränderter Pulsfrequenz für ein erhöhtes kardiales Schlagvolumen. Bei dystrophen Feten deutet die Erhöhung der maximalen Blutstromgeschwindigkeit auf eine positive inotrope kardiale Wirkung des Betamimetikums hin. Es erhebt sich die Frage, ob die kardiale Mehrarbeit bei eutrophen und dystrophen Feten unter betamimetischer Therapie und ein daraus eventuell resultierender Sauerstoffmehrbedarf des Herzens günstig sind. Bei Hinweisen auf einen erhöhten plazentaren Widerstand mit deutlicher Verminderung oder Aufhebung der enddiastolischen Frequenzverschiebung in der Umbilikalarterie muß die von König (1972) beschriebene Lumeneinengung der Zottengefäße vermutet werden. In Fällen einer derartigen plazentaren Störung bei drohender Frühgeburt ist in der Verlängerung der Schwangerschaft mit betamimetischer Therapie kein Vorteil für den Fetus zu sehen (Jung 1975).

4.7 Vergleich der Dopplerfrequenzkurven bei Fällen mit und ohne drohende fetale Asphyxie

Dopplersonographisch nachzuweisende Widerstandszunahme im fetalen oder uteroplazentaren Gefäßsystem deutet neben einer chronischen Unterversorgung des Feten auch die Gefahr einer akuten Mangelversorgung mit drohender fetaler Asphyxie an. Die dopplersonographischen Veränderungen gehen oft den pathologischen Veränderungen im Kardiotokogramm voraus (Kirkinen u. Jouppila 1986).

4.7.1 Dopplerparameter vor Sectio caesarea wegen drohender Asphyxie oder vor vaginaler Entbindung

Normale Dopplerfrequenzkurven in uterinen Arterien (Abb. 30 A, D) treten bei fetaler Eutrophie mit normalen Kurven in Umbilicalarterie (Abb. 30 B) und fetaler Aorta (Abb. 30 C) auf. Bei fetaler Dystrophie treten dagegen pathologische Kurven auf (Abb. 30 E, F). Ein Beispiel für pathologische Dopplerfrequenzkurven in fetaler Aorta und Umbilikalarterie aber normaler Frequenzkurve in uteriner Arterie mit nachfolgend pathologischem Kardiotokogramm liefert Abb. 31. Die Registrierung der Dopplerfrequenzkurven erfolgte 6 h vor Auftreten der fetalen Herzfrequenzdezeleration als Hinweis auf eine drohende Asphyxie. Die Doppler-

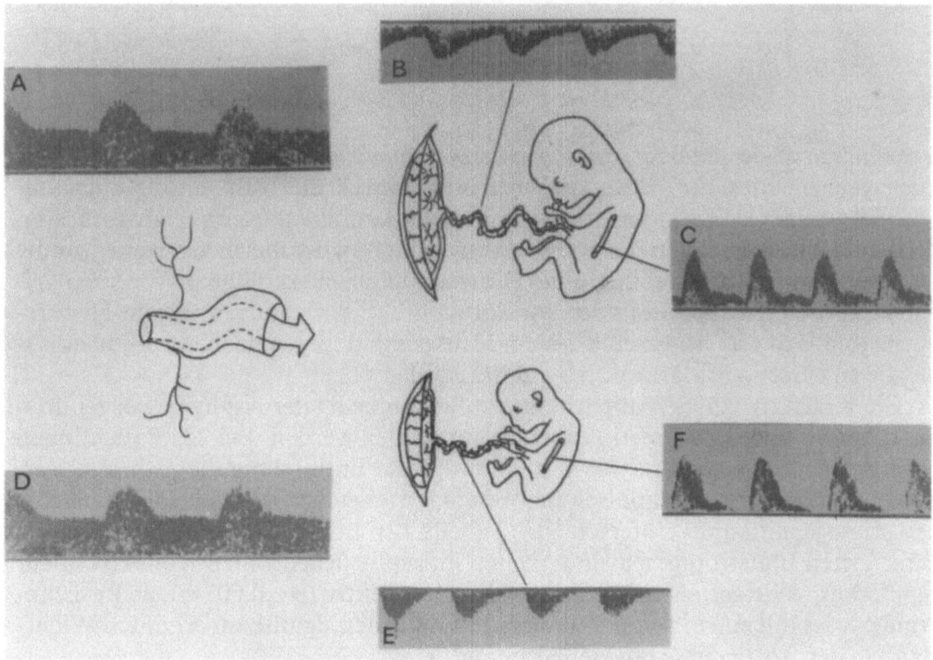

Abb. 30. Bei nicht kompensierter uteroplazentarer Mangelversorgung und fetaler Dystrophie weisen fehlende Enddiastolen in der Umbilikalarterie (*E*) auf einen erhöhten Widerstand im plazentaren Gefäßbett mit fehlender Reservekapazität für die fetale Versorgung hin

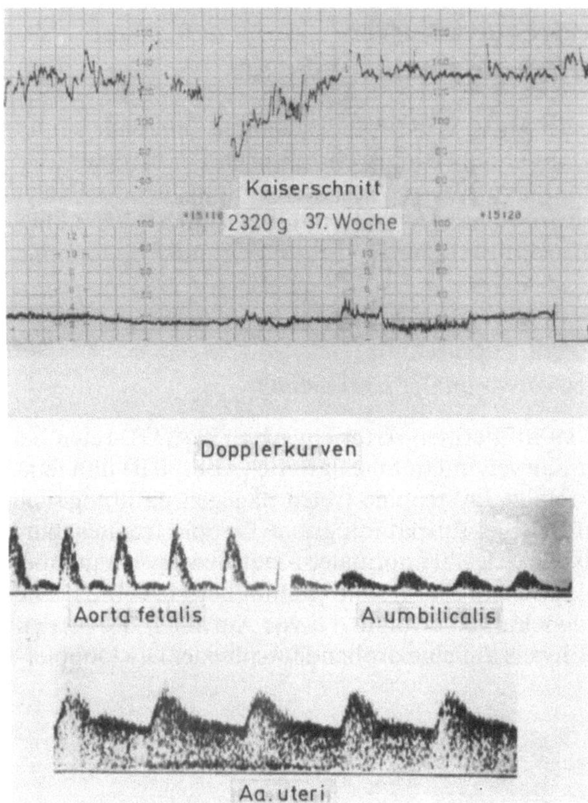

Abb. 31. Dopplerfrequenzkurven von Aorta thoracalis descendens, A. umbilicalis und Aa. uteri vor Registrierung eines pathologischen Kardiotokogramms mit Herzfrequenzdezeleration

frequenzkurve der fetalen Aorta wies eine Erniedrigung der diastolischen Frequenzverschiebung auf. Besonders betroffen waren die früh- und enddiastolischen Zeitpunkte. Das Dopplersonogramm der Umbilikalarterie zeigte insbesondere enddiastolisch eine Blutstromverlangsamung. In der uterinen Arterie war die Dopplerfrequenzverschiebung ohne Hinweis auf einen erhöhten plazentaren Widerstand. Bei Wiederholung der kardiotokographisch nachgewiesenen Herzfrequenzabfälle mußte bei geschlossenem Muttermund wegen drohender fetaler Asphyxie eine Sectio caesarea durchgeführt werden.

Ein Kollektiv von 58 Patientinnen mußte wegen fetaler Asphyxie bei geburtsunreifem Befund durch Sectio caesarea entbunden werden. Bei 223 Patientinnen ohne drohende fetale Asphyxie war eine vaginale Entbindung möglich. Ein Vergleich der dopplersonographisch erhobenen Parameter zwischen beiden Kollektiven zeigte signifikante Unterschiede (Tabelle 12). In der Aorta fetalis waren die berechneten Blutstromgeschwindigkeiten im asphyxiebedrohten Kollektiv hochsignifikant niedriger als im nichtbedrohten Kollektiv (p = 0,001). Der Resistanceindex wies mit einem p von 0,01 ebenfalls auf einen signifikant erhöhten Widerstand in der Aorta der asphyxiebedrohten Feten.

Die Berechnung der Blutstromparameter in der A. umbilicalis zeigte einen erhöhten Widerstand im plazentaren Gefäßbett der asphyxiebedrohten Feten. Die Werte unterschieden sich hochsignifikant von dem vaginal entbundenen Kollek-

Tabelle 12. Blutstromparameter in fetaler Aorta thoracalis descendens, A. umbilicalis und Aa. uteri bei einem Kollektiv mit Sectio casarea wegen drohender fetaler Asphyxie und bei einem Kollektiv mit vaginaler Entbindung

	V max [cm/s]	V dia [cm/s]	V mean [cm/s]	Q = V max / V dia	RI = (V max − V dia) / V max	PI = (V max − V dia) / V mean	Relativer Flow [ml/min/ kg]
Aorta thoracalis descendens							
Sectio caesarea Drohende Asphyxie x̄	**108**	**14**	**30**	**10,4**	**0,87**	**3,3**	**176**
SD	±22	±7	±7	±7,3	±0,06	±0,9	±45
n	45	45	58	45	45	45	52
Vaginale Entbindung x̄	**123**	**19**	**34**	**7,4**	**0,84**	**3,0**	**184**
SD	±22	±7	±6	±4,1	±0,06	±0,7	±45
n	114	114	233	114	114	114	205
p	0,000	0,000	0,000	0,013	0,008	0,076	0,293
A. umbilicalis							
Sectio caesarea Drohende Asphyxie x̄				**3,9**	**0,70**	**1,9**	
SD				±1,9	±0,11	±0,8	
n				24	24	24	
Vaginale Entbindung x̄				**2,7**	**0,61**	**1,4**	
SD				±0,6	±0,08	±0,3	
n				83	83	83	
p				0,004	0,001	0,008	
Aa. uteri							
Sectio caesarea Drohende Asphyxie x̄				**3,0**	**0,56**	**1,6**	
SD				±2,4	±0,18	±1,0	
n				38	38	38	
Vaginale Entbindung x̄				**1,9**	**0,47**	**1,1**	
SD				±0,4	±0,09	±0,3	
n				94	94	93	
p				0,009	0,004	0,004	

tiv. In den Aa. uteri waren Quotient, Pulsatilitätsindex und Resistanceindex im Risikokollektiv signifikant höher als im Nichtrisikokollektiv.

Die beiden Kollektive unterschieden sich zwar durch den Entbindungsmodus, können aber ansonsten nicht als homogene Kollektive betrachtet werden. Wie die oben dargestellten Ergebnisse zeigen, wurden die Dopplerparameter durch Betamimetikagabe und durch den fetalen Versorgungszustand (Eutrophie/Dystrophie) beeinflußt. Da in beiden Kollektiven eutrophe und dystrophe Feten sowie betamimetisch behandelte und nicht betamimetisch behandelte Fälle vorkamen, ist eine weitere Unterteilung der Kollektive notwendig.

4.7.2 Vergleich der Blutstromparameter von eutrophen Feten mit Sectio caesarea und vaginalem Entbindungsmodus

Eutrophe Feten, die wegen einer drohenden fetalen Asphyxie durch Sectio caesarea entbunden werden mußten, wiesen eine signifikant niedrigere diastolische Blutstromgeschwindigkeit in der Aorta fetalis und einen erhöhten Resistanceindex in der A. umbilicalis gegenüber vaginal entbundenen Feten auf. Die übrigen Dopplerparameter in der Aorta und Umbilikalarterie deuteten tendenziell einen erhöhten Widerstand bei dem Risikokollektiv an. Dagegen fand sich in den uterinen Arterien dopplersonographisch kein Unterschied zwischen beiden Kollektiven (Tabelle 13).

4.7.3 Vergleich der Blutstromparameter von dystrophen Feten mit Sectio caesarea und vaginalem Entbindungsmodus

Für einzelne dystrophe Feten mit uteroplazentarer Mangelversorgung war eine vaginale Entbindung möglich. Von den insgesamt 233 dopplersonographisch untersuchten Fällen, die später vaginal entbunden wurden, waren 3,5% entsprechend der Lubchenco-Einteilung unterhalb der Zehnergewichtsperzentile und damit dystroph. Das Dopplerfrequenzmuster in fetaler Aorta, Umbilikalarterie und uteriner Arterie eines solchen Falles ist in Abb. 32 dargestellt.

Diastolisch fanden sich in der Aorta nur andeutungsweise bis zur Mitte der Diastole minimale Frequenzverschiebungen, die geringfügig oberhalb des Hochpaßfilters lagen. Das Dopplerfrequenzmuster der uterinen Arterie wies eine mäßige Erniedrigung der diastolischen Frequenzverschiebung, insbesondere der enddiastolischen Frequenzverschiebung, auf. Die Umbilikalarterie zeigte ein für die Schwangerschaftsdauer regelrechtes Dopplerfrequenzmuster mit ausreichend hohen enddiastolischen Frequenzverschiebungen. Im Kardiotokogramm fanden sich bei regelmäßiger Wehentätigkeit variable Herzfrequenzdezelerationen im Wechsel mit Akzelerationen. Nach 12stündiger Wehentätigkeit kam es zum Spontanpartus eines dystrophen, aber lebensfrischen Feten. Die kombinierte Dopplerfrequenzuntersuchung von fetaler Aorta, Umbilikalarterie und uteriner Arterie zeigte eine kompensierte Plazentainsuffizienz an. Dies äußerte sich an der normalen Dopplerfrequenzkurve der Umbilikalarterie, die für die Sauerstoffversorgung dieses Feten keinen erhöhten Widerstand im plazentaren Gefäßbett anzeigte (vgl. Abb. 23).

Tabelle 13. Blutstromparameter in fetaler Aorta thoracalis descendens, A. umbilicalis und Aa. uteri bei eutropher Fehlentwicklung in einem Kollektiv mit Sectio caesarea wegen drohender fetaler Asphyxie und mit vaginaler Entbindung

	V max [cm/s]	V dia [cm/s]	V mean [cm/s]	Q $\frac{V\,max}{V\,dia}$	RI $\frac{V\,max - V\,dia}{V\,max}$	PI $\frac{V\,max - V\,dia}{V\,mean}$	Relativer Flow [ml/min/kg]
				Aorta thoracalis descendens			
Eutrohpie $\bar{x}$	114	15	32	10,0	0,86	3,3	174
Sectio caesarea SD	±20	±6	±6	±7,7	±0,06	±1,0	±48
Drohende Asphyxie n	27	27	36	27	27	27	31
Eutrophie $\bar{x}$	123	19	34	7,3	0,84	3,0	184
Vaginale Entbin- SD	±22	±7	±6	±3,7	±0,06	±0,6	±43
dung n	107	107	225	107	107	107	198
p	0,072	0,002	0,075	0,081	0,072	0,181	0,255
Eutrophie $\bar{x}$				3,4	0,66	1,6	
Sectio caesarea SD				±1,5	±0,11	±0,5	
Drohende Asphxyie n		A. umbilicalis		16	16	16	
Eutrophie $\bar{x}$				2,7	0,61	1,4	
Vaginale Entbin- SD				±0,6	±0,08	±0,3	
dung n				76	76	76	
p				0,092	0,029	0,091	
Eutrophie $\bar{x}$				2,4	0,50	1,2	
Sectio caesarea SD				±1,5	±0,15	±0,6	
Drohende Asphyxie n		Aa. uteri		23	23	23	
Eutrophie $\bar{x}$				1,9	0,46	1,1	
Vaginale Entbin- SD				±0,4	±0,07	±0,3	
dung n				88	88	87	
p				0,177	0,314	0,211	

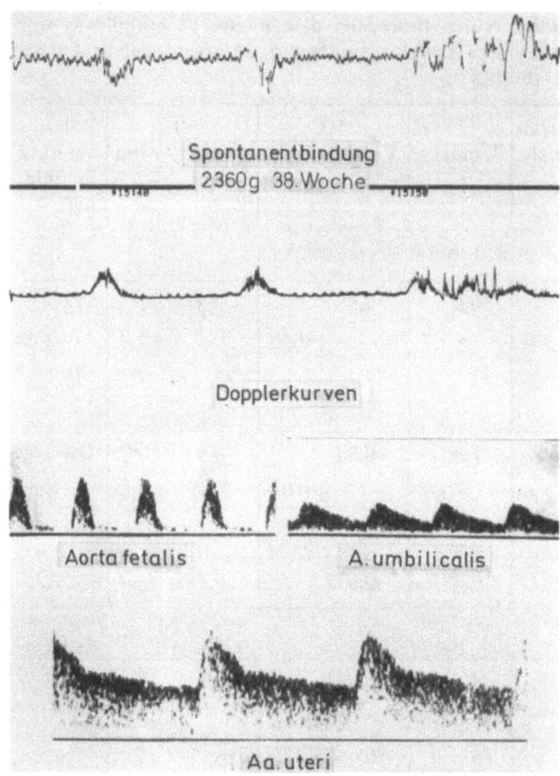

Abb. 32. Kardiotokogramm mit variablen Dezelerationen und Akzelerationen eines spontan entbundenen dystrophen Feten und entsprechende Dopplerkurven der Aorta thoracalis descendens, A. umbilicalis und Aa. uteri

Die aortale maximale Blutstromgeschwindigkeit dystropher schnittentbundener Feten zeigte signifikant erniedrigte Werte. Die mittlere Blutstromgeschwindigkeit und die enddiastolische Blutstromgeschwindigkeit waren ebenfalls erniedrigt. In der Umbilikalarterie wiesen alle Parameter bis auf den Pulsatilitätsindex signifikante Unterschiede auf. Die Dopplerparameter der vaginal entbundenen dystrophen Feten entsprachen den Normwerten eutropher Feten. Dies traf auch für die Parameter der Aorta thoracalis descendens zu. Die Dopplerparameter der uterinen Arterien zeigten bei den dystrophen Feten mit Sectio caesarea wegen drohender Asphyxie niedrigere Werte als bei vaginal entbundenen Feten (Tabelle 14), ohne daß dabei jedoch signifikante Unterschiede bei dem vorgestellten kleinen Kollektiv aufgezeigt werden konnten.

4.7.4 Beeinflussung der Dopplerparameter durch betamimetische Therapie vor drohender fetaler Asphyxie

Teilweise wurde das Risikokollektiv vor dem Kaiserschnitt wegen drohender Frühgeburt betamimetisch behandelt. Da die Betamimetika wie beschrieben insbesondere die Blutstromparameter der Aorta fetalis verändern, erfolgte eine weitere Aufteilung des eutrophen Kollektivs in betamimetisch behandelte und nicht

Tabelle 14. Blutstromparameter in fetaler Aorta thoracalis descendens, A. umbilicalis und Aa. uteri bei fetaler Dystrophie in einem Kollektiv mit Sectio caesarea wegen drohender Asphyxie und bei einem Kollektiv mit vaginaler Entbindung

	V max [cm/s]	V dia [cm/s]	V mean [cm/s]	Q $\frac{V\,max}{V\,dia}$	RI $\frac{V\,max-V\,dia}{V\,max}$	PI $\frac{V\,max-V\,dia}{V\,mean}$	Relativer Flow [ml/min/kg]
Aorta thoracalis descendens							
Dystrophie $\bar{x}$ Sectio caesarea SD Drohende Asphyxie n	**98** ±23 17	**13** ±8 17	**27** ±6 21	**11** ±7 17	**0,88** ±0,06 17	**3,3** ±0,6 17	**181** ±43 20
Dystrophie $\bar{x}$ Vaginale Entbindung SD n	**122** ±22 6	**20** ±9 6	**32** ±9 7	**10,0** ±9 6	**0,84** ±0,08 6	**3,4** ±1,3 6	**183** ±87 6
p	0,035	0,085	0,119	0,681	0,226	0,878	
Dystrophie $\bar{x}$ Sectio caesarea SD Drohende Asphyxie n				**5,0** ±3,9 6	**0,77** ±0,09 6	**2,4** ±1,2 6	
Dystrophie $\bar{x}$ Vaginale Entbindung SD n	A. umbilicalis			**2,7** ±0,6 6	**0,62** ±0,08 6	**1,5** ±0,4 6	
p				0,042	0,012	0,084	
Dystrophie $\bar{x}$ Sectio caesarea SD Drohende Asphyxie n				**4,2** ±3,2 14	**0,66** ±0,17 14	**2,2** ±1,3 14	
Dystrophie $\bar{x}$ Vaginale Entbindung SD n	Aa. uteri			**2,3** ±0,8 5	**0,53** ±0,13 5	**1,3** ±0,7 5	
p				0,102	0,126	0,150	

Tabelle 15. Blutstromparameter in fetaler Aorta thoracalis descendens, A. umbilicalis und Aa. uteri bei fetaler Eutrophie ohne tokolytische Behandlung in einem Kollektiv mit Sectio caesarea wegen drohender Asphyxie und mit vaginaler Entbindung

		V max [cm/s]	V dia [cm/s]	V mean [cm/s]	Q $\dfrac{V\,max}{V\,dia}$	RI $\dfrac{V\,max-V\,dia}{V\,max}$	PI $\dfrac{V\,max-V\,dia}{V\,mean}$	Relativer Flow [ml/min/kg]
		Aorta thoracalis descendens						
Eutrophie Sectio caesarea Drohende Asphyxie Ohne Tokolyse	$\bar{x}$	121	15	31	10	0,88	3,6	162
	SD	±17	±5	±5	±8,0	±0,05	±1,0	±37
	n	16	16	22	16	16	16	21
Vaginale Entbindung Ohne Tokolyse	$\bar{x}$	120	18	33	8,0	0,85	3,1	176
	SD	±21	±5	±5	±4,0	±0,04	±0,6	±37
	n	68	68	158	68	68	68	138
p		0,960	0,037	0,067	0,216	0,064	0,089	0,097
		A. umbilicalis						
Eutrophie Sectio caesarea Drohende Asphyxie Ohne Tokolyse	$\bar{x}$				2,9	0,63	1,5	
	SD				±0,7	±0,08	±0,3	
	n				11	11	11	
Vaginale Entbindung Ohne Tokolyse	$\bar{x}$				2,7	0,62	1,4	
	SD				±0,6	±0,08	±0,3	
	n				48	48	48	
p					0,526	0,572	0,495	
		Aa. uteri						
Eutrophie Sectio caesarea Drohende Asphyxie Ohne Tokolyse	$\bar{x}$				2,3	0,51	1,2	
	SD				±1,0	±0,13	±0,4	
	n				16	16	16	
Vaginale Entbindung Ohne Tokolyse	$\bar{x}$				1,9	0,47	1,1	
	SD				±0,3	±0,08	±0,3	
	n				54	54	54	
p					0,195	0,230	0,178	

betamimetisch behandelte Fälle. Dies war für die dystrophen Fälle wegen der niedrigen Fallzahl nicht möglich. Bei den Fällen ohne tokolytische Therapie unterschied sich das Kollektiv mit Sectio caesarea wegen drohender Asphyxie von dem Kollektiv mit vaginaler Entbindung lediglich signifikant durch eine erniedrigte diastolische Blutstromgeschwindigkeit und in der Tendenz durch einen erhöhten Resistance- und Pulsatilitätsindex in der fetalen Aorta. Ebenso war das relative Flußvolumen leicht erniedrigt. Die übrigen Parameter in Umbilikalarterie und uterinen Arterien ließen eine Unterscheidung zwischen Risiko- und Nichtrisikokollektiv nicht zu (Tabelle 15).

Bei den tokolytisch behandelten Fällen war die maximale Blutstromgeschwindigkeit im Sectiokollektiv mit 105 cm/s deutlich niedriger als im vaginal entbundenen Kollektiv mit 130 cm/s. Ein gleichfalls signifikanter Unterschied fand sich bei der diastolischen Blutstromgeschwindigkeit. In der Tendenz war die mittlere Blutstromgeschwindigkeit in der fetalen Aorta im Risikokollektiv erniedrigt. Der Resistanceindex in der Umbilikalarterie war bei den Fällen mit Sectio caesarea signifikant erhöht. Die niedrige Fallzahl der vorgestellten Kollektive verhinderte eine klare, eindeutige Unterscheidung beider Kollektive. Die Werte der uterinen Arterien blieben, wie zu erwarten, unbeeinflußt (Tabelle 16).

Die chronische Plazentainsuffizienz, die über die nutritive Unterfunktion zur dystrophen Fetalentwicklung führt, muß von einer akuten Plazentainsuffizienz, die durch eine respiratorische Unterfunktion zur fetalen Asphyxie führt, unterschieden werden (Kubli 1968 b). Die nutritiven und respiratorischen Aufgaben der Plazenta lassen sich grundsätzlich nicht voneinander trennen. Sie bilden eine gemeinsame Funktion der Durchblutung. Eine anhaltende Durchblutungsstörung, die kompensiert werden kann, führt mehr oder weniger zur Mangelernährung des Feten. Eine Durchblutungsstörung, die nicht kompensiert werden kann, führt zur fetalen Asphyxie. Ausdruck einer Durchblutungsstörung vor Auftreten einer drohenden fetalen Asphyxie sind Veränderungen der Dopplerfrequenzkurven und Dopplerparameter.

Dopplersonographisch nachgewiesene Verminderungen der diastolischen Durchblutung in fetaler Aorta und Umbilikalarterie deuten neben einer chronischen Mangelversorgung zusätzlich eine drohende fetale Asphyxie an. Ein Drittel der durch Sectio caesarea entbundenen Feten war dystroph und damit vor der drohenden Asphyxie chronisch mangelversorgt. Die verbleibenden zwei Drittel waren eutrophe Feten, die nach der Definition nicht chronisch unterversorgt waren. Trotzdem fanden sich auch bei diesen Fällen im Dopplersonogramm der Aorta und der Umbilikalarterie Hinweise auf einen erhöhten Widerstand im plazentaren Gefäßbett und damit Hinweise auf eine Durchblutungsstörung. Bei uterinen Kontraktionen mit einer Verminderung der mütterlichen Sauerstoffzufuhr kann die fetale Versorgung unzureichend werden. Das mangelhafte Sauerstoffangebot beantwortet der Fetus mit einem Herzfrequenzabfall. Ohne Uteruskontraktionen kompensiert der (dystrophe) Fetus die chronische Sauerstoffunterversorgung durch periphere adrenerge Vasokonstriktion (Campbell et al. 1967; Reuss et al. 1982). Als Folge der peripheren Vasokonstriktion werden lebenswichtige Organe wie Gehirn und Herz trotz eingeschränkter plazentarer Funktion noch ausreichend mit Sauerstoff versorgt. Die zusätzliche Verminderung des uterinen Blutflusses bei Wehentätigkeit erniedrigt die Sauerstoffversorgung des Fe-

Tabelle 16. Blutstromparameter in fetaler Aorta thoracalis descendens, A. umbilicalis und Aa. uteri bei fetaler Eutrophie während betamimetischer Behandlung in einem Kollektiv mit Sectio caesarea wegen drohender Asphyxie und mit vaginaler Entbindung

		V max [cm/s]	V dia [cm/s]	V mean [cm/s]	Q $\dfrac{V\,max}{V\,dia}$	RI $\dfrac{V\,max - V\,dia}{V\,max}$	PI $\dfrac{V\,max - V\,dia}{V\,mean}$	Relativer Flow [ml/min/kg]
		Aorta thoracalis descendens						
Eutrophie Sectio caesarea Drohende Asphyxie Tokolyse	$\bar{x}$ SD n	**105** ±22 11	**15** ±7 11	**35** ±7 14	**9,8** ±8,3 11	**0,85** ±0,07 11	**2,8** ±0,7 11	**199** ±59 10
Eutrophie Vaginal Tokolyse	$\bar{x}$ SD n	**130** ±24 22	**22** ±9 22	**39** ±7 45	**6,8** ±2,5 22	**0,83** ±0,08 22	**2,8** ±0,67 22	**198** ±55 39
p		0,007	0,041	0,082'	0,273	0,514	0,894	0,947
Eutrophie Sectio caesarea Drohende Asphyxie Tokolyse	$\bar{x}$ SD n	A. umbilicalis			**4,4** ±2,3 5	**0,72** ±0,13 5	**1,9** ±0,7 5	
Eutrophie Vaginal Tokolyse	$\bar{x}$ SD n				**2,6** ±0,5 16	**0,59** ±0,08 16	**1,3** ±0,3 16	
p					0,148	0,020	0,145	
Eutrophie Sectio caesarea Drohende Asphyxie Tokolyse	$\bar{x}$ SD n	Aa. uteri			**2,6** ±2,4 7	**0,47** ±0,20 7	**1,2** ±0,3 7	
Eutrophie Vaginal Tokolyse	$\bar{x}$ SD n				**1,9** ±0,6 21	**0,46** ±0,10 21	**1,1** ±0,3 20	
p					0,489	0,899	0,620	

ten so sehr, daß das Herz nicht mehr ausreichend mit Sauerstoff versorgt wird. Hierdurch kommt es zu einem Herzfrequenzabfall mit einer drohenden fetalen Asphyxie.

Die Änderung der fetalen Herzfrequenz, insbesondere der Herzfrequenzabfall, wird durch den Grad der uterinen arteriellen Durchblutungsreduktion beeinflußt. Bei unkomplizierter Wehentätigkeit mit normaler uteroplazentarer Sauerstoffversorgung fand sich keine Änderung der Dopplerfrequenzkurve in der fetalen Aorta (s. 4.9). Dies bestätigt die Untersuchungsergebnisse von Stuart et al. (1981), die bei normaler Wehentätigkeit keine Veränderung der Dopplerfrequenzkurven von Umbilikalgefäßen fanden, sowie die Untersuchungsergebnisse von Marsal et al. (1984), die ebenfalls keine Änderung des aortalen Blutflusses nachweisen konnten. Eine Reduktion der diastolischen Frequenzverschiebung im Sonogramm der fetalen Aorta während der Wehentätigkeit deutete auf eine akute Sauerstoffmangelversorgung des Feten hin, wie der Vergleich mit dem simultan geschriebenen Kardiotokogramm zeigt (s. Abb. 47).

Die hohen Standardabweichungen der Dopplermittelwerte für die asphyxiebedrohte Gruppe machen deutlich, daß die berechneten Dopplerparameter nicht für jeden Einzelfall eine korrekte Zuordnung in die Risiko- oder Nichtrisikogruppe möglich machen. Allerdings hilft die visuelle Betrachtung und Interpretation der Dopplersonogramme mit Hilfe des Dopplerscores häufig bei der richtigen Zuordnung.

Pathologische Veränderungen in den Dopplerkurven gehen pathologischen CTG-Veränderungen voraus, wie lange, ist unbekannt. Das Intervall kann Wochen, Tage oder Stunden betragen (Kirkinen u. Jouppila 1986). Ein Zusammenhang zwischen azidotischen Nabelschnur-pH-Werten und pathologischen Dopplerfrequenzkurven wurde primär nicht gesehen (Griffin et al. 1984). Neue Untersuchungen von Campbell (1986) mit Nabelschnurvenenpunktion bei pathologischen Dopplersonogrammen zeigen einen azidotischen Nabelschnurarterien-pH bei Fällen mit schwerster uteroplazentarer Insuffizienz.

Eine strenge Korrelation zwischen antepartalem CTG und Nabelschnur-Säure-Basen-Status wird in der Literatur mehrfach belegt (Klöck et al. 1972; Lamberti et al. 1973; Kierse u. Trimbos 1980). Da pathologische Veränderungen im Dopplersonogramm den Alarmzeichen im CTG vorausgehen, eignet sich die Dopplersonographie hervorragend, Risikofälle aufzudecken, die dann regelmäßig kardio-tokographisch kontrolliert werden, um bei fetalen Notsituationen geburtshilflich aktiv einzuschreiten.

Die Häufigkeit dystropher Feten im vaginal entbundenen und dopplersonogrpahisch untersuchten vorgestellten Kollektiv betrug 3,5%. Im Gegensatz zu den durch Sectio caesarea entbundenen dystrophen Feten wiesen die vaginal entbundenen normale Dopplerparameter auf. Hier zeigt sich der besonders große Vorteil der Dopplermethode. Aus einem Risikokollektiv von dystrophen Feten – die Diagnose der Dystrophie wurde neben dem klinischen Eindruck üblicherweise mittels echographischer Biometrie gestellt (Hansmann 1976) – ließen sich dopplersonographisch Fälle mit kompensierter Plazentainsuffizienz erkennen, die einen normalen Geburtsvorgang ohne Notsituation überstanden.

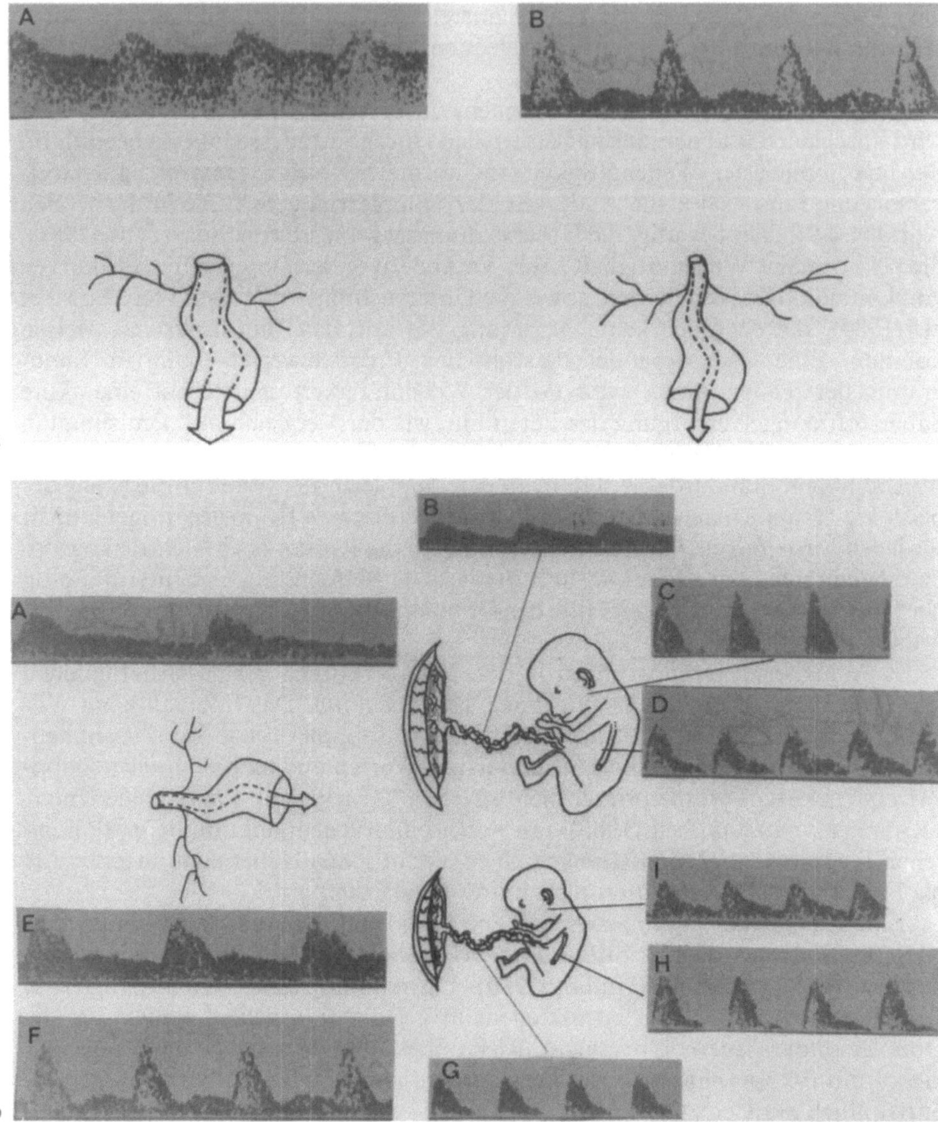

Abb. 33. a Bei ausbleibender gestationsbedingter Erweiterung der Spiralarterien (*B*) zeigt sich im Dopplerprofil der uterinen Arterien an der früh- und enddiastolischen Frequenzverminderung ein erhöhter Widerstand im uteroplazentaren Gefäßbett. **b** Bei ausreichender plazentarer Versorgung mit eutropher Kindesentwicklung sind Dopplerprofilmuster in A. umbilicalis (B), A. carotis com. (C) und fetaler Aorta (D) normal ohne Hinweis auf einen erhöhten Widerstand. Bei mangelhafter plazentarer Versorgung mit dystropher Kindesentwicklung zeigt sich aufgrund fehlender Enddiastolen in Umbilikalarterien (*G*) und fetaler Aorta (*H*) sowie kompensatorisch erhöhter Enddiastolen in fetaler A. carotis com. (*I*) eine schwerste uteroplazentare Insuffizienz mit Hinweis auf eine drohende fetale Asphyxie

4.8 Dopplerfrequenzkurven
in fetaler Aorta thoracalis descendens, A. umbilicalis
und Aa. uteri bei schwerer EPH-Gestose (Abb. 33 a, b)

EPH-Gestosen sind durch Ödembildung, Eiweißausscheidung und Hypertonie
gekennzeichnet. Schwere EPH-Gestosen sind in der Regel mit einer dystrophen
Fetalentwicklung als Folge einer uteroplazentaren Minderdurchblutung kombiniert. Beck (1959) hatte mit einer Radioisotopenmethode eine deutlich herabge-
setzte uterine Durchblutung bei Spätgestosen gezeigt. Wegen drohender fetaler
Asphyxie bei akuter Sauerstoffunterversorgung des Feten müssen diese Schwangerschaften häufig vorzeitig durch eine Sectio caesarea beendet werden.

4.8.1 Fallbeispiele für EPH-Gestosen

Fall 1

Die uteroplazentare Minderdurchblutung läßt sich dopplersonographisch de-
monstrieren (Abb. 34). Das CTG wies eine leicht erhöhte fetale Herzfrequenz mit

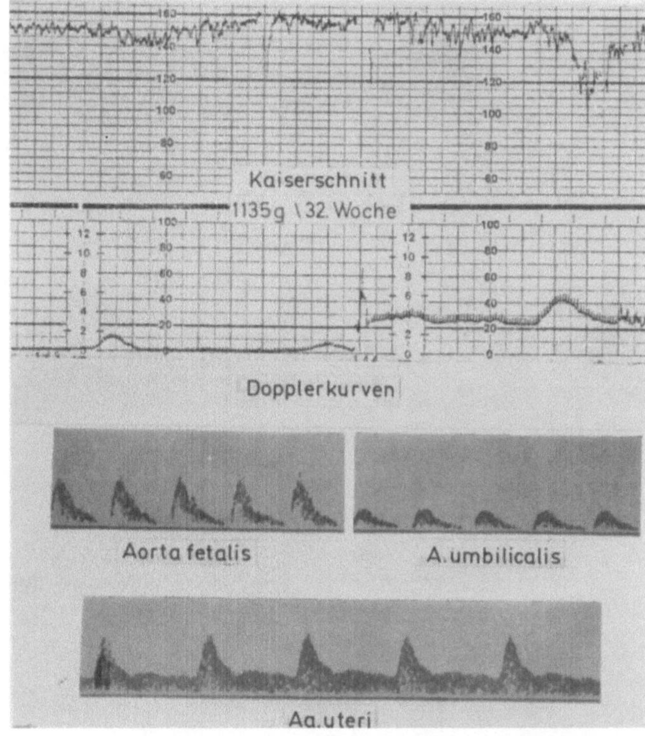

Abb. 34. Kardiotokogramm mit erhöhter Herzfrequenz und Spätdezeleration bei schwerer EPH-
Gestose und pathologische Dopplerkurven von Aorta thoracalis descendens, A. umbilicalis und
Aa. uteri

Dezelerationen auf. Die Spätdezeleration als Folge einer leichten uterinen Kontraktion zwang wegen drohender fetaler Asphyxie zur sofortigen Schnittentbindung. Das in der 32. SSW untergewichtige Kind war nach der Geburt lebensfrisch mit guten APGAR-Werten und einem arteriellen Nabelschnur-pH von 7,25. In der Postpartalperiode entwickelte sich das Kind problemlos. Die Registrierung der Dopplerfrequenzkurven hatte eine Woche vor der Schnittentbindung stattgefunden. Alle Kurven wiesen deutlich pathologische Zeichen auf. In der fetalen Aorta und der Umbilikalarterie war im letzten Drittel der Diastolen kein Blutfluß nachweisbar. Am auffälligsten verändert war die Dopplerfrequenzkurve der uterinen Arterien. Die gesamte diastolische Frequenzverschiebung war gegenüber der systolischen Frequenzverschiebung um zwei Drittel vermindert. Frühdiastolisch fiel zusätzlich ein Einbruch der Frequenzverschiebung auf.

Fall 2

Ein weiterer Fall mit einer schweren EPH-Gestose zeigte eine noch extremere Veränderung der Dopplerfrequenzkurve in den uterinen Arterien (Abb. 35). Nach der steilen systolischen Abstiegsphase folgt frühdiastolisch eine muldenförmige Vertiefung der an sich schon niedrigen diastolischen Frequenzverschiebung,

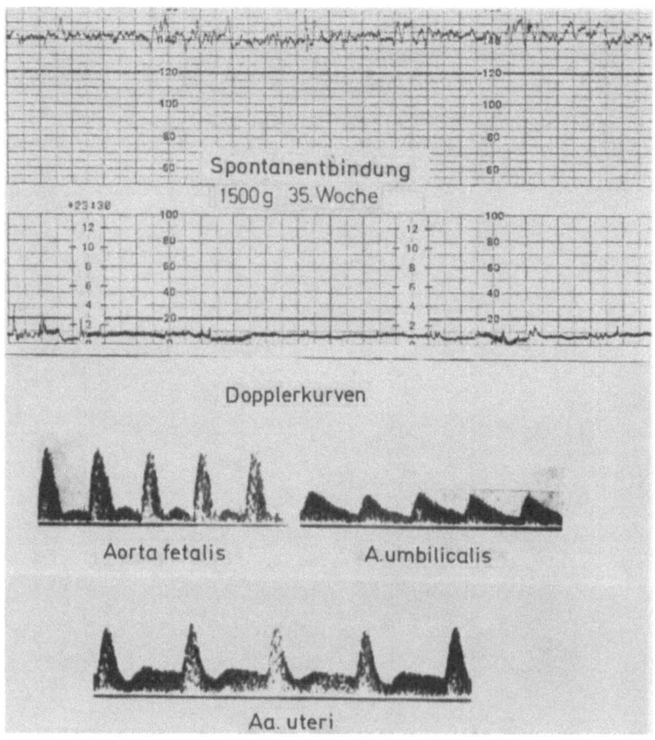

Abb. 35. Unauffälliges Kardiotokogramm bei schwerer EPH-Gestose mit Dopplerkurve von Aorta thoracalis descendens, A. umbilicalis und Aa. uteri

die enddiastolisch nur etwa ein Drittel der maximalen systolischen Frequenzverschiebung beträgt. Wegen vorzeitiger Wehentätigkeit erhielt die Patientin eine betamimetische Therapie. Dies ist an der aortalen Dopplerfrequenzkurve mit über-
höhten systolischen Frequenzverschiebungen ersichtlich. Der Übergang von der
Systole zur Diastole ist scharf markiert und entspricht nicht der 34. SSW, dem
Zeitpunkt der Dopplermessung, sondern mehr einem Zeitpunkt nach der 37.
SSW. Die diastolischen Frequenzabschnitte sind normal hoch. Das Dopplerfrequenzmuster der Umbilikalarterie ist regelrecht und weist nicht auf eine plazentare Mangelversorgung hin. Eine Woche später wurde die Patientin nach 2stün-
digem Geburtsverlauf von einem dystrophen Kind mit 1 500 g vaginal entbunden.
Das Neugeborene war lebensfrisch mit guten APGAR-Werten und einem ausge-
glichenen Säure-Basen-Status in der Nabelschnurarterie. Die Postpartalentwick-
lung des Kindes verlief ohne Komplikationen. Offensichtlich ist dieser Fall ein
Beispiel für eine kompensierte uteroplazentare Insuffizienz. Der Fetus konnte
sich frühzeitig auf die chronische Mangelversorgung durch eine Mangelentwicklung einstellen und war so in der Lage, eine Geburt ohne drohende Asphyxie zu
überstehen.

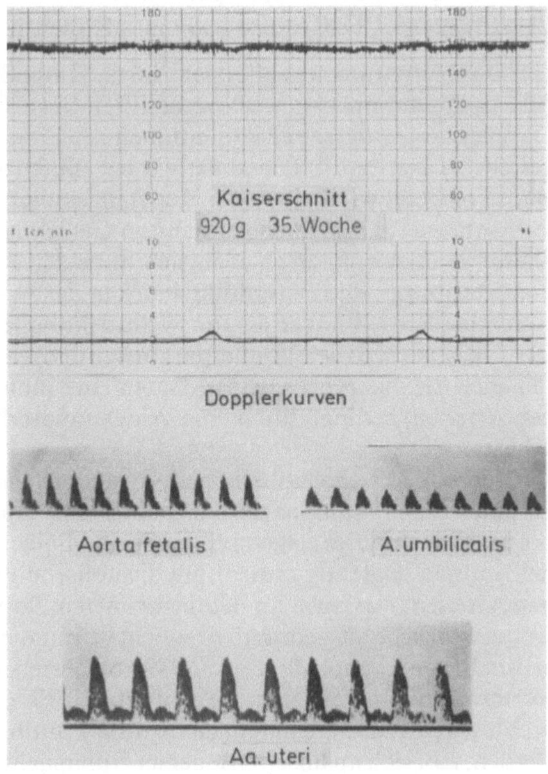

Abb. 36. Hochpathologisches Kardiotokogramm und hochpathologische Dopplerfrequenzkurven in Aorta thoracalis descendens, A. umbilicalis und Aa. uteri bei schwerer EPH-Gestose mit
schwerster uteroplazentarer Insuffizienz

Fall 3

Das hochpathologische Kardiotokogramm in der 35. Schwangerschaftswoche zeigt extrem starke Veränderungen in den Dopplerfrequenzkurven (Abb. 36). Die Dopplerfrequenzverschiebungen in der fetalen Aorta und in der Umbilikalarterie weisen lediglich eine systolische und frühdiastolische Frequenzverschiebung auf, als Hinweis auf einen extrem hohen Widerstand im peripheren fetalen Gefäßbett und in der Plazenta. Die Dopplerfrequenzkurve der uterinen Arterie zeigt eine Verminderung der früh- und enddiastolischen Frequenzverschiebung auf ein Sechstel der maximalen systolischen Frequenzverschiebung. Wegen der hochpathologischen Herzfrequenzkurve im CTG wurde unmittelbar nach der Doppleruntersuchung eine Kaiserschnittentbindung durchgeführt. Das schwerst dystrophe Kind mit 920 g war azidotisch (Nabelschnurarterien-pH von 7,06) und bedurfte einer sofortigen pädiatrischen Intensivtherapie mit Beatmung. Diese Intensivtherapie mußte über 6 Wochen fortgeführt werden, bis das Kind auf die Frühgeborenen-Abteilung verlegt werden konnte. Die extreme uteroplazentare Mangelversorgung des zuletzt beschriebenen Falls ließ sich dopplersonographisch und kardiotokographisch gleichzeitig nachweisen.

4.8.2 Vergleich der Dopplerparameter eines Kollektivs mit schwerer EPH-Gestose und eines Kollektivs ohne Schwangerschaftsrisiko

Die Dopplerparameter in fetaler Aorta, Umbilikalarterie und uterinen Arterien, die bei Patientinnen mit schwerer EPH-Gestose ermittelt wurden, wurden den Dopplerparametern von Patientinnen ohne Schwangerschaftsrisiko gegenübergestellt (Tabelle 17). Die diastolische Blutstromgeschwindigkeit, die mittlere Blutstromgeschwindigkeit, der Resistanceindex und der Pulsatilitätsindex in fetaler Aorta wiesen auf einen vermehrten Gefäßwiderstand im Gestosekollektiv hin. Diese Parameter unterschieden sich in beiden Kollektiven signifikant voneinander. Resistance- und Pulsatilitätsindex in der A. umbilicalis des Gestosekollektivs waren tendenziell höher als im Nichtrisikokollektiv. Eindeutig signifikante Unterschiede wiesen die Dopplerparameter der Aa. uteri auf. Die Parameter beweisen nach den hier vorliegenden Daten eine Blutstromverminderung in den uterinen Arterien, bedingt durch eine Widerstandserhöhung im uteroplazentaren Gefäßbett.

Neben der wehenabhängigen vorübergehenden Beeinflussung des uterinen Dopplersonogramms kommt also auch eine dauernde Änderung des Dopplersonogramms vor. Dies zeigen besonders die Fälle mit EPH-Gestose. Man fand einheitlich und eindeutig erniedrigte diastolische Frequenzverschiebungen in uterinen Arterien, was auch an den berechneten Dopplerparametern sichtbar ist. Die frühdiastolische ausgeprägte Frequenzverminderung, als Dikrotie bezeichnet und erstmals von Campbell et al. (1983) beschrieben, ist pathognomonisch für den Symptomenkomplex einer ausgeprägten EPH-Gestose. Daß diese dopplersonographischen Auffälligkeiten nicht durch antihypertensive Therapie verursacht werden, läßt sich an unserem eigenen Untersuchungskollektiv ebenso deutlich wie an dem Londoner zeigen (Campbell et al. 1983).

Entsprechende Veränderungen wurden nicht nur vor antihypertensiver Therapie gefunden, sondern schon bevor klinische Zeichen einer EPH-Gestose be-

Tabelle 17. Blutstromparameter in fetaler Aorta thoracalis descendens, A. umbilicalis und Aa. uteri in einem Kollektiv mit schwerer EPH-Gestose und ohne Schwangerschaftsrisiko

		V max [cm/s]	V dia [cm/s]	V mean [cm/s]	Q = $\frac{V\,max}{V\,dia}$	RI = $\frac{V\,max-V\,dia}{V\,max}$	PI = $\frac{V\,max-V\,dia}{V\,mean}$	Relativer Flow [ml/min/kg]
		Aorta thoracalis descendens						
Schwere EPH-Gestose	$\bar{x}$	**114**	**14**	**30**	**10,0**	**0,88**	**3,5**	**165**
	SD	±26	±6	±6	±5,5	±0,05	±0,8	±60
	n	21	21	23	21	21	21	22
Kein Schwangerschaftsrisiko	$\bar{x}$	**120**	**17**	**33**	**7,7**	**0,86**	**3,0**	**181**
	SD	±18	±5	±5	±3	±0,04	±0,5	±42
	n	64	65	116	64	64	64	119
p		0,395	0,026	0,026	0,093	0,033	0,015	0,258
		A. umbilicalis						
Schwere EPH-Gestose	$\bar{x}$				**3,6**	**0,67**	**1,7**	
	SD				±1,9	±0,11	±0,5	
	n				10	10	10	
Kein Schwangerschaftsrisiko	$\bar{x}$				**2,8**	**0,62**	**1,4**	
	SD				±0,7	±0,08	±0,3	
	n				49	49	49	
p					0,224	0,093	0,108	
		Aa. uteri						
Schwere EPH-Gestose	$\bar{x}$				**4,1**	**0,63**	**2,1**	
	SD				±3,1	±0,20	±1,2	
	n				1,8	18	18	
Kein Schwangerschaftsrisiko	$\bar{x}$				**1,9**	**0,46**	**1,0**	
	SD				±0,3	±0,08	±0,2	
	n				52	53	53	
p					0,009	0,002	0,002	

standen. Außerdem zeigen Isotopenclearanceuntersuchungen (Joupilla u. Kirkinen 1986; Lunell et al. 1982) keine Veränderungen des uteroplazentaren Blutflusses unter antihypertensiver Therapie. Joupilla konnte bei zusätzlichen dopplersonographischen Untersuchungen auch keine Änderung des Blutflusses in der Aorta fetalis und in der V. umbilicalis nachweisen. Das typische dopplersonographische Erscheinungsbild der uterinen Arterien bei schwerer EPH-Gestose resultiert möglicherweise aus der von Brosens et al. (1977) beschriebenen akuten Atherosis in den uteroplazentaren Spiralarterien. Die daraus folgende Plazentainsuffizienz mit dystropher Fetalentwicklung muß als sekundär betrachtet werden. Hierfür sprechen auch ultrastrukturelle Untersuchungen der Plazenta (Kaufmann u. Stark 1977), die keinen direkten Hinweis für eine nutritive Störung als primäre Ursache der EPH-Gestose ergaben.

4.9 Effektivität hormonaler und dopplersonographischer Untersuchungsmethoden für die Erkennung von Risikoschwangerschaften

Die sichere Erkennung von Risikoschwangerschaften ist ein wichtiges Ziel bei Schwangerschaftsvorsorgeuntersuchungen. Neben den klinischen, echographischen und kardiotokographischen Untersuchungsmethoden werden in der Routineüberwachung von Schwangerschaften sehr häufig hormonale laborchemische Untersuchungsmethoden eingesetzt. Eine Möglichkeit ist die Bestimmung des Gesamtöstrogens im 24-h-Urin. Zusätzlich erfolgt häufig eine Bestimmung von HPL im Serum. Entsprechend den Normalwertkurven werden Werte, die unterhalb des Vertrauensbereiches für eine bestimmte Schwangerschaftswoche liegen, als pathologisch bewertet und als Hinweis auf eine fetale Mangelentwicklung gedeutet. Sensitivität und Spezifität von Doppleruntersuchung und Hormonbestimmungen werden im folgenden gegenübergestellt.

4.9.1 Sensitivität und Spezifität von Hormonparametern

Zur Berechnung der Sensitivität und Spezifität der Hormonparameter wurde das dopplersonographisch untersuchte Kollektiv entsprechend der Lubchenco-Tafeln in eine dystrophe und in eine eutrophe Gruppe unterteilt. Die Hormonwerte unterhalb bzw. innerhalb des Normwertbereiches wurden einander in einer Vierfeldertafel gegenübergestellt (Tabellen 18 und 19).

Von insgesamt 24 aufgeführten Fällen dystropher Fetalentwicklung wiesen 11 einen Östrogenwert unterhalb des Normbereiches auf, bei 13 Fällen lag der Östrogenwert im Normbereich. Hieraus resultiert eine Sensitivität von 46%, d. h. in 46% der Fälle dystropher Fetalentwicklung wird das Risiko mit dem Hormonparameter richtig-positiv beurteilt. Die Gruppe mit eutropher Fetalentwicklung bestand aus 213 Fällen. Hier gelang mit den Östrogenwerten eine richtige Beurteilung in 186 Fällen, woraus eine Spezifität von 87% resultiert. Der Hormonpa-

Tabelle 18. Vierfeldertafel mit erniedrigten und normalen Östrogenwerten bei dystropher und eutropher Fetalentwicklung

Östrogene	Dystroph	Eutroph
Erniedrigt	11	27
Normal	13	186
n	24	213
Sensitivität	46%	
Spezifität	87%	$p < 0{,}0005$

Tabelle 19. Vierfeldertafel mit erniedrigten und normalen HPL-Werten bei dystropher und eutropher Fetalentwicklung

HPL	Dystroph	Eutroph
Erniedrigt	7	17
Normal	19	196
n	26	213
Sensitivität	27%	
Spezifität	92%	$p < 0{,}01$

rameter lag also in 87% der Fälle im Normbereich und gab damit korrekterweise kein Risiko einer dystrophen Fetalentwicklung an. Die Abhängigkeit der Östrogenwerte von der Einteilung in eine eutrophe und eine dystrophe Gruppe zeigte der χ^2-Test mit einem $p < 0{,}0005$ deutlich.

Die Risikoerkennung für eine dystrophe Fetalentwicklung mit HPL-Bestimmung gelang mit einer Sensitivität von 27%, d. h. bei 26 Fällen mit dystropher Fetalentwicklung lag nur in 7 Fällen der HPL-Wert unterhalb des Normbereiches. Die Erkennung des Nichtrisikos, also der eutrophen Fetalentwicklung, gelang nach dieser Einteilung über den HPL-Wert mit einer Spezifität von 92%. Hier beurteilte der χ^2-Test die Abhängigkeit der HPL-Werte von der Gruppeneinteilung in dystrophe und eutrophe Fälle mit einem $p < 0{,}01$ zwar weniger deutlich, aber noch innerhalb des Signifikanzniveaus.

4.9.2 Sensitivität und Spezifität von Dopplerparametern

Zur Beurteilung der Sensitivität und Spezifität der Dopplerparameter für die Risikoerkennung einer dystrophen Fetalentwicklung wurden die Dopplerparameter innerhalb und außerhalb eines Normwertbereichs der eutrophen und dystrophen Gruppe zugeteilt. Die Grenze zwischen dem Normwertbereich und dem pathologischen Bereich für die Dopplerparameter wurde durch das arithmetische Mittel der Gruppenmittelwerte bei dystropher und eutropher Fetalentwicklung gebildet (s. Tabelle 4).

Tabelle 20. Vierfeldertafel mit erniedrigten und normalen Werten der mittleren Blutstromgeschwindigkeit in der fetalen Aorta thoracalis descendens bei dystropher und eutropher Fetalentwicklung

V mean	Dystroph	Eutroph
Erniedrigt	24	89
Normal	9	223
n	33	312
Sensitivität	73%	
Spezifität	72%	$p < 0{,}001$

Tabelle 21. Vierfeldertafel mit erhöhtem und normalen Resistanceindex in der A. umbilicalis bei dystropher und eutropher Fetalentwicklung

Resistanceindex	Dystroph	Eutroph
Erhöht	7	17
Normal	3	50
n	10	67
Sensitivität	70%	
Spezifität	74%	$p < 0,05$

Tabelle 22. Vierfeldertafel mit erhöhtem und normalen Resistanceindex in den Aa. uteri bei dystropher und eutropher Fetalentwicklung

Resistanceindex	Dystroph	Eutroph
Erhöht	9	11
Normal	5	69
n	14	80
Sensitivität	64%	
Spezifität	86%	$p < 0,0005$

Als Dopplerparameter wurden die mittlere Blutstromgeschwindigkeit in der fetalen Aorta thoracalis descendens, der Resistanceindex in der Umbilikalarterie und der Resistanceindex in den uterinen Arterien gewählt: Die Auswahl dieser Parameter erfolgte, da die Gruppenmittelwerte von eutropher und dystropher Fetalentwicklung eindeutig signifikante Unterschiede aufwiesen und die Standardabweichungen relativ klein waren.

Die Sensitivitäts- und Spezifitätsberechnung der mittleren Blutstromgeschwindigkeit in der fetalen Aorta zeigte, daß mit diesem Parameter von 33 dystrophen Fällen 24 präpartal richtig erkannt wurden (Tabelle 20). Von 312 eutrophen Feten hatten 223 eine mittlere Blutstromgeschwindigkeit innerhalb des Normbereiches. Hieraus resultiert eine Sensitivität von 73% und eine Spezifität von 72%. Der Zusammenhang zwischen der mittleren Blutstromgeschwindigkeit und der dystrophen bzw. eutrophen Gruppeneinteilung ist durch den χ^2-Test mit einem $p < 0,0001$ eindeutig belegt.

Mit dem Resistanceindex in der A. umbilicalis gelang es in 7 von 10 Fällen, das Risiko einer dystrophen Fetalentwicklung aufzudecken (Tabelle 21). Die Sensitivität beträgt nach den Werten der Vierfeldertafel 70%, die Spezifität 74%. Bei relativ niedriger Fallzahl, insbesondere in der dystrophen Gruppe, zeigte sich nach dem χ^2-Test die Abhängigkeit dieses Dopplerparameters von der oben genannten Gruppeneinteilung mit einem $p < 0,05$ gerade innerhalb des Signifikanzniveaus.

Der Resistanceindex der uterinen Arterien erlaubt mit einer Sensitivität von 64% und einer Spezifität von 84% die Risikoerkennung einer dystrophen Fetalentwicklung (Tabelle 22). Hier war die Abhängigkeit zwischen Dopplerparameter und Gruppeneinteilung nach dem χ^2-Test mit einem $p < 0,0005$ wieder deutlicher.

4.9.3 Sensitivitätsvergleich von Hormon- und Dopplerparametern

Die Betrachtung der Sensitivität und Spezifität von Hormon-und Dopplerparametern bei der Risikoerkennung dystropher Fetalentwicklung zeigt, daß die Sensitivität der Dopplerparameter z. T. deutlich höher ist als die der Hormonparame-

Tabelle 23. Vierfeldertafel mit erniedrigten und normalen Östrogen- und HPL-Werten und mit erniedrigten und normalen Werten der mittleren Blutstromgeschwindigkeit in der fetalen Aorta thoracalis descendens bei dystropher Fetalentwicklung

	V mean		n
	Er- niedrigt	Normal	
Östrogene			
Erniedrigt	8	3	11
Normal	10	3	13
n	18	6	24
HPL			
Erniedrigt	6	1	7
Normal	14	5	19
n	20	6	26

Tabelle 24. Vierfeldertafel mit erniedrigten und normalen Östrogen- und HPL-Werten und mit erniedrigten und normalen Werten der mittleren Blutstromgeschwindigkeit in der fetalen Aorta thoracalis descendens bei eutropher Fetalentwicklung

	V mean		n
	Er- niedrigt	Normal	
Östrogene			
Erniedrigt	11	16	27
Normal	49	136	185
n	60	152	212
HPL			
Erniedrigt	5	12	17
Normal	60	135	195
n	65	147	212

ter. Ein echter Vergleich ist allerdings nur dann zulässig, wenn die entsprechenden Hormon- und Doppleruntersuchungen für jeden betrachteten Einzelfall gleichzeitig vorliegen. Zur Prüfung eines tatsächlichen Sensitivitätsunterschiedes wurden für das dystrophe Kollektiv Östrogen - und HPL-Wert getrennt mit der mittleren aortalen Blutstromgeschwindigkeit verglichen. Die Gegenüberstellung der Östrogenwerte und der mittleren aortalen Blutstromgeschwindigkeit in einer Vierfeldertafel zeigte bei 24 dystrophen Feten, daß der erniedrigte Dopplerwert 18mal die Dystrophie anzeigte (Tabellen 23 und 24). In 6 Fällen verhinderte die normale Blutstromgeschwindigkeit eine korrekte Zuordnung. Dagegen gelang die Vorhersage einer Dystrophie mit dem Östrogenwert nur in 11 Fällen. In 13 Fällen bedingte ein normaler Hormonwert eine falsche Zuordnung. Die geringe Fallzahl des Kollektivs bei mäßigem Unterschied der Trefferquote (75% gegen 54%) verhinderte die statistische Bestätigung, daß die Doppleruntersuchungen mit einer höheren Sensitivität ein fetales Dystrophierisiko vorhersagen.

Der Vergleich der mittleren Blutstromgeschwindigkeit mit dem HPL-Wert bei 26 Fällen mit fetaler Dystrophie ergab 20 korrekte Zuordnungen anhand des erniedrigten Dopplerwertes (Tabelle 16). Bei 19 Fällen mit fetaler Dystrophie lag ein normaler HPL-Wert vor. Nur in 7 Fällen wurde durch einen erniedrigten HPL-Wert eine fetale Mangelversorgung angezeigt. Die normale Blutstromgeschwindigkeit verhinderte 6mal die Zuordnung ins Risikokollektiv. Die Fallzahl und der Unterschied waren hier ausreichend, um durch einen Signifikanzunterschied zu beweisen, daß die Doppleruntersuchung der hormonalen Untersuchung dabei überlegen ist, das Risiko einer fetalen Mangelversorgung zu diagnostizieren.

4.9.4 Spezifitätsvergleich von Hormon- und Dopplerparametern

Betrachtet man die Spezifität von Hormon- und Dopplerparametern bei der Risikoerkennung einer dystrophen Fetalentwicklung, so zeigt sich, daß die Dopplermethode eine höhere Frequenz falsch-positiver Werte in dem exemplarisch vorgestellten Kollektiv ergibt. Die Dopplermethode weist also eine geringere Spezifität bei der Risikoerkennung der dystrophen Fetalentwicklung auf. Eine Gegenüberstellung der gleichzeitig gemessenen mittleren Blutstromgeschwindigkeit in der fetalen Aorta und der Gesamtöstrogene im 24-h-Urin bei 212 eutrophen Feten zeigte, daß bei 60 Doppleruntersuchungen eine erniedrigte mittlere aortale Blutstromgeschwindigkeit bestand, die gegen eine eutrophe Fetalentwicklung sprach. Die Bestimmung der Gesamtöstrogene im 24-h-Urin hatte demgegenüber in 27 Fällen einen erniedrigten Wert mit Hinweis auf eine fetale Mangelentwicklung ergeben. Der Test der sich aus beiden Methoden ergebenden Spezifitäten zeigte nach dem McNemar-Test eine signifikant höhere Spezifität für die Hormonmethode als für die Dopplermethode (p < 0,05). Die entsprechende Gegenüberstellung der mittleren Blutstromgeschwindigkeit der fetalen Aorta und des HPL-Wertes im Serum bei 212 eutrophen Feten ergab einen noch größeren Unterschied zwischen beiden Spezifitäten. Die Dopplermethode hatte 65 falsch-positive Werte mit Hinweis auf eine dystrophe Fetalentwicklung ergeben, die Hormonmethode dagegen nur 17 falsch-positive Werte. Der Test eines signifikanten Unterschieds zwischen der Spezifität beider Methoden nach dem McNemar-Test beweist, daß die Hormonmethode in der Spezifität der Dopplermethode überlegen ist (p < 0,05).

Die vorgestellten Untersuchungsergebnisse zeigen, daß mit der gepulsten Dopplersonographie Durchblutungsstörungen in der feto- und uteroplazentaren Einheit erkannt werden können. Der Sensititivitätsvergleich der Hormon- und Dopplermethode für HPL und Gesamtöstrogene macht deutlich, daß der Dopplermethode eine höhere Treffsicherheit bei der Erkennung einer dystrophen Fetalentwicklung zukommt. Dagegen ist die Spezifität der Hormonmethode, eine fetale Mangelentwicklung zu erkennen, geringfügig höher. Die dopplersonographisch zahlenmäßig zu häufige Einordnung von eutrophen Feten ins Risikokollektiv resultiert daraus, daß ein Teil dieser Fälle mit Hinweis auf einen erhöhten Gefäßwiderstand später wegen drohender fetaler Asphyxie durch Sectio caesarea entbunden werden mußte. Umgekehrt lassen sich mit der Dopplersonogrpahie dystrophe Feten mit regelrechter Durchblutung erkennen und damit ein erhöhtes Risiko einer fetalen Asphyxie ausschließen.

4.10 Uteroplazentarer und fetaler Blutfluß bei Wehentätigkeit

Uterine Kontraktionen können zu fetalen Notsituationen als Reaktion auf eine kurzfristige Reduktion der uterinen Durchblutung führen. Die Sauerstoffversorgung des Feten ist von der uterinen Durchblutung abhängig. Vorstellungen über die uterine Durchblutung während der Wehentätigkeit beim Menschen resultieren aus theoretischen Überlegungen und tierexperimentellen Untersuchungen. Die Dopplermethode ermöglicht eine direkte Messung des Blutstroms in uterinen Arterien, fetaler Aorta und Umbilikalarterie während der Wehentätigkeit.

4.10.1 Änderung der Dopplerfrequenzverschiebung in uterinen Arterien während der Wehentätigkeit

Das Dopplerfrequenzmuster der uterinen Arterien weist in der Wehenpause eine typische Form auf. Als Hinweis auf einen sehr niedrigen Gefäßwiderstand finden sich hohe systolische Frequenzverschiebungen, die bis zum Ende der Diastole nur geringfügig abfallen (Abb. 37). In der Anstiegsphase der uterinen Kontraktion reduziert sich kontinuierlich in Abhängigkeit von der Kontraktionsstärke die diastolische Frequenzverschiebung. Während der Wehenakme sind die maximalen systolischen Frequenzverschiebungen um ein Drittel erniedrigt, während die diastolische Frequenzverschiebung aufgehoben ist. Bei abflauender uteriner Kontraktion ist dieser Vorgang spiegelbildlich rückläufig, bis nach der Wehe das typische Dopplerfrequenzmuster eine normale uterine Durchblutung anzeigt.

Die Reduktion der uterinen Durchblutung ist von der Stärke der uterinen Kontraktion abhängig (Abb. 38). Das Dopplerfrequenzmuster der uterinen Arterie wird synchron zum intern abgeleiteten Kardiotokogramm registriert. Die entsprechende uterine Kontraktion hat eine Maximalamplitude von 60 mm Hg. Das Dopplerfrequenzmuster zeigt dabei einen Abfall der diastolischen Frequenzver-

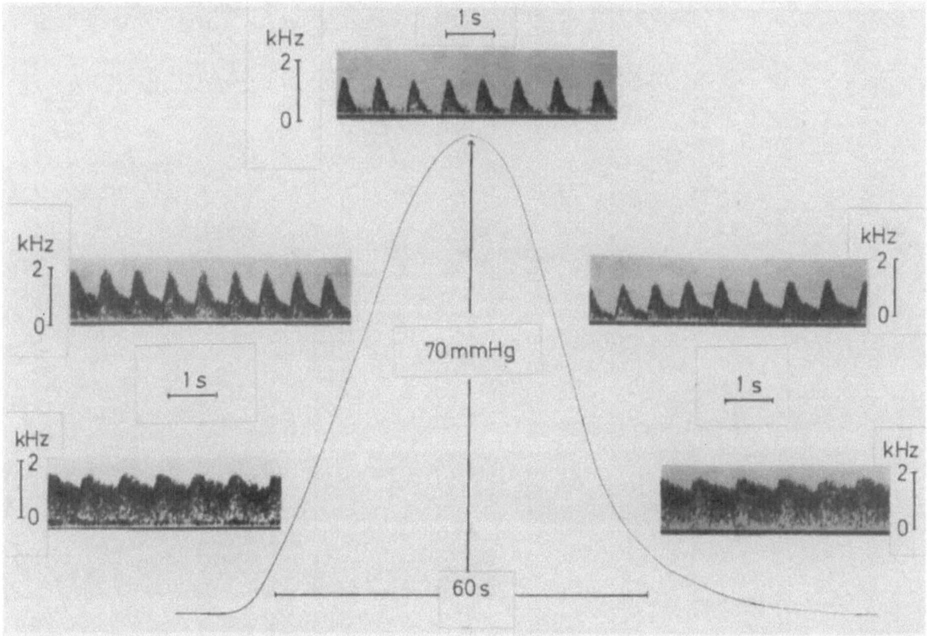

Abb. 37. Wehenabhängige Änderung der Dopplerfrequenzkurve einer uterinen Arterie

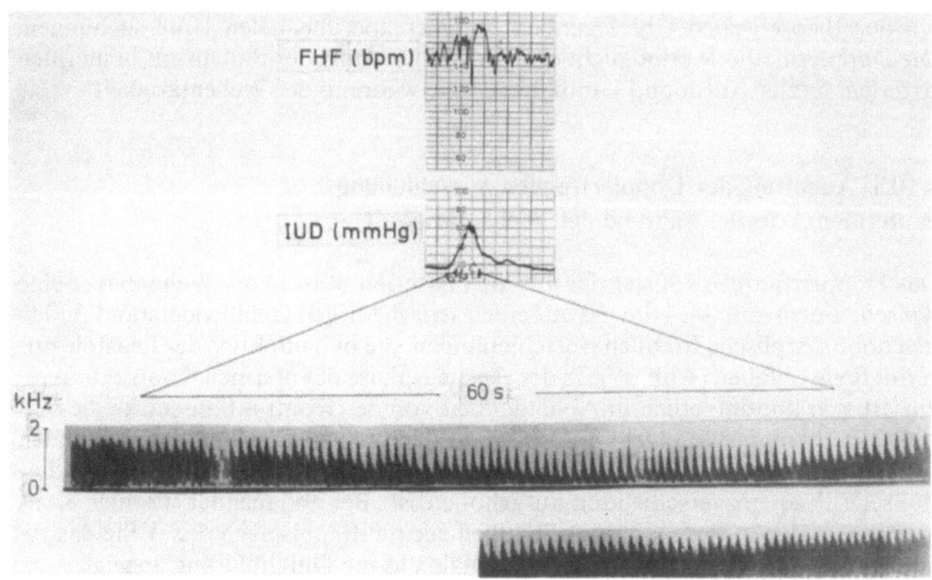

Abb. 38. Kardiotokogramm mit simultan registrierter Dopplerfrequenzkurve einer uterinen Arterie bei leichter Kontraktion (*FHF* fetale Herzfrequenz, *IUD* Intrauterinkatheter)

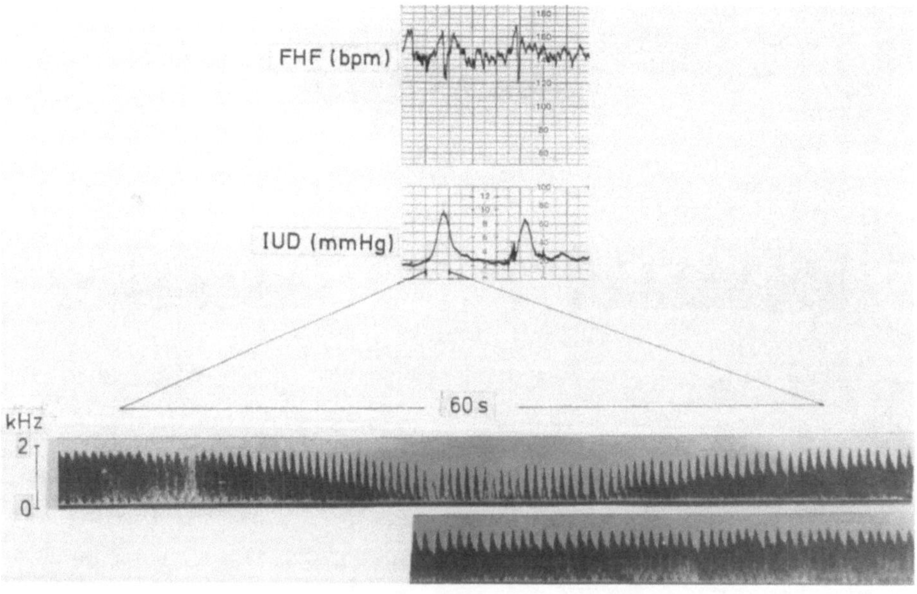

Abb. 39. Kardiotokogramm mit simultan registrierter Dopplerfrequenzkurve einer uterinen Arterie bei mittlerer Kontraktionsstärke

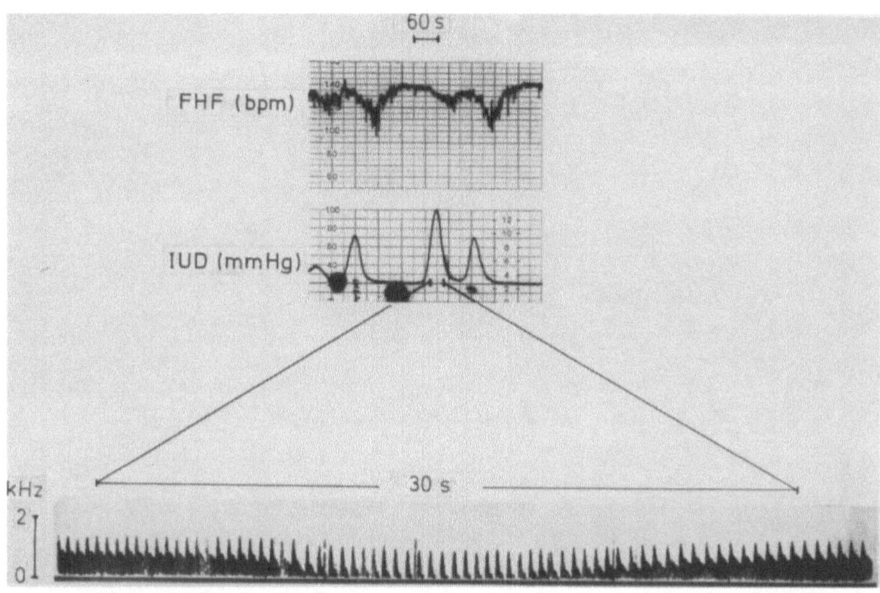

Abb. 40. Kardiotokogramm mit simultan registrierter Dopplerfrequenzkurve einer uterinen Arterie während einer starken Kontraktion

schiebung während der Wehenakme um 50%. Die fetale Herzfrequenz weist zu diesem Zeitpunkt eine leichte Akzeleration bei unveränderter Oszillation auf.

Bei Zunahme der uterinen Kontraktion mit einem intrauterinen Druck von 100 mm Hg zeigt das Dopplerfrequenzmuster der uterinen Arterie eine deutliche Reduktion des Blutflusses (Abb. 39). Die diastolischen Frequenzverschiebungen verschwinden bis zur Wehenakme vollständig, die maximalen systolischen Frequenzverschiebungen sind etwa um 40% gegenüber dem Wert vor der Wehe vermindert. Die fetale Herzfrequenz weist in einer Akzelerationsphase während der Wehenakme eine geringfügige, spitze Dezeleration auf.

Eine noch stärkere uterine Kontraktion führt zu einer weiteren Verminderung des arteriellen uterinen Blutstroms (Ab. 40). Das Dopplerfrequenzmuster der uterinen Arterie weist schon zu Beginn des Registrierzeitpunktes eine Erniedrigung der enddiastolischen Frequenzverschiebung um 40–50% auf, die dann während der steil ansteigenden Wehe abrupt unter die Nachweisgrenze abfällt. Die uterine Kontraktion verursacht während der Wehenakme einen intrauterinen Maximaldruck von 130 mm Hg. Darunter sind die systolischen Frequenzverschiebungen deutlich reduziert. Die fetale Herzfrequenz weist pathologische Spätdezelerationen mit einem deutlich eingeengten Oszillationsmuster als Hinweis auf eine Sauerstoffmangelsituation auf.

Während einer Dauer- bzw. Doppelkontraktion ist die uterine Durchblutung deutlich eingeschränkt (Abb. 41). Das Dopplerfrequenzmuster der utereinen Arterie zeigt während der einminütigen Registrierdauer ausschließlich systolische Frequenzverschiebungen. Die Höhe der maximalen systolischen Frequenzver-

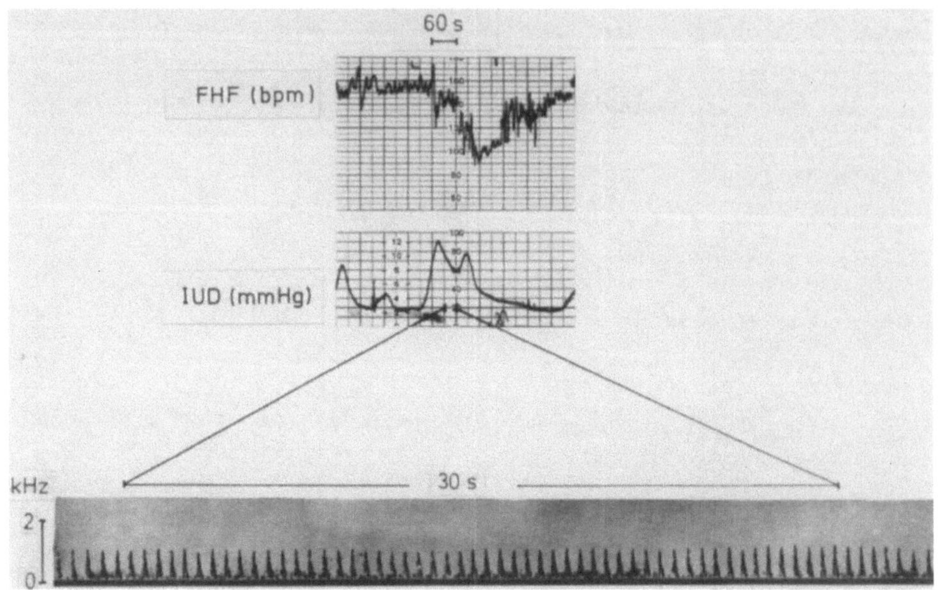

Abb. 41. Kardiotokogramm mit simultan registrierter Dopplerfrequenzkurve einer uterinen Arterie während einer Dauerkontraktion

schiebungen liegt bei 1 kHz, während normalerweise ein Mindestwert von etwa 1,5 kHz erreicht wird. Die fetale Herzfrequenz reagiert mit einer breiten Spätdezeleration als Hinweis auf einen akuten Sauerstoffmangel.

Ein vollständiges Sistieren des arteriellen Blutstroms kann in keinem Dopplersonogramm der untersuchten Fälle registriert werden. Bei einem intraamnialen Druckanstieg auf 130 mm Hg zeigt sich zwar eine Unterbrechung des diastolischen Blutflusses, allerdings bleibt der systolische Blutfluß vermindert erhalten.

Dopplersonographische Untersuchungen der Nabelschnurarterie unter der Geburt zeigen, daß bei stabiler fetaler Herzfrequenz das Dopplerfrequenzmuster während der uterinen Kontraktion und in der kontraktionsfreien Phase keinen Unterschied aufweist. Bei Dezelerationen können umbilikale Ursachen der Herzfrequenzminderung durch Beurteilung des diastolischen Blutflusses ausgeschlossen oder belegt werden. Der Verlust der diastolischen Frequenzverschiebung deutet auf eine Nabelschnurkompression hin.

Die Zunahme des uteroplazentaren Gefäßwiderstandes äußert sich in einer Formänderung der Dopplerfrequenzkurven der uterinen Arterien. Als akute und zeitlich begrenzte Widerstandszunahme in uterinen Arterien kann die uterine Kontraktion gedeutet werden, die eine vorübergehende Reduktion der Durchblutung bewirkt. Sie ist an einer der Kontraktionsstärke und -dauer entsprechenden Verminderung der arteriellen uterinen Dopplerfrequenzverschiebung zu erkennen. Die vorübergehende Durchblutungsveränderung resultiert größtenteils aus einer Reduzierung der diastolischen Durchblutung. Eine systolische Durchblutung, wenn auch in geringerem Ausmaß, bleibt bis zu einem intraamnialen Druck von 130 mm Hg erhalten. 1963 hatten Ramsay et al. und 1964 Borell et al. am

Menschen durch Radioangiogrpahie gezeigt, daß während der Wehe der intramyometrale Druck den arteriellen Blutdruck überschreitet und dadurch die arterielle Blutzufuhr unterbrochen wird. Nach einem von Fischer (1976) aufgestellten Modellschema sistiert die arterielle uterine Blutzufuhr, wenn der intraamniale Druck 50 mm Hg überschreitet. Erst nach 20 s – nach einer normalen Geburtswehe –, wenn dieser kritische Druck unterschritten ist, kommt es zu einer erneuten arteriellen Durchblutung. Diese Modellvorstellung muß nach den hier vorgelegten Untersuchugnsergebnissen neu überdacht werden. Offensichtlich besteht ein systolischer Restblutzufluß, solange der intrauterine Druck den Blutdruck nicht überschreitet. Der wehensynchrone Anstieg des Blutdrucks hat damit seine physiologische Bedeutung.

4.10.2 Dopplerfrequenzkurven der fetalen Aorta während der Wehentätigkeit

Das fetale Herzfrequenzmuster ist ein Spiegelbild der fetalen Sauerstoffversorgung, die direkt von der uteroplazentaren Sauerstoffversorgung abhängig ist. Der Einfluß der uterinen Durchblutung auf die fetale Herzfrequenz zeigt sich während der Wehentätigkeit. Dies wird besonders deutlich bei einer uteroplazentaren Mangelversorgung.

Bei uteroplazentarer Normalversorgung zeigt sich kein Einfluß der Wehentätigkeit auf das Dopplerfrequenzmuster der fetalen Aorta (Abb. 42). Die simultane

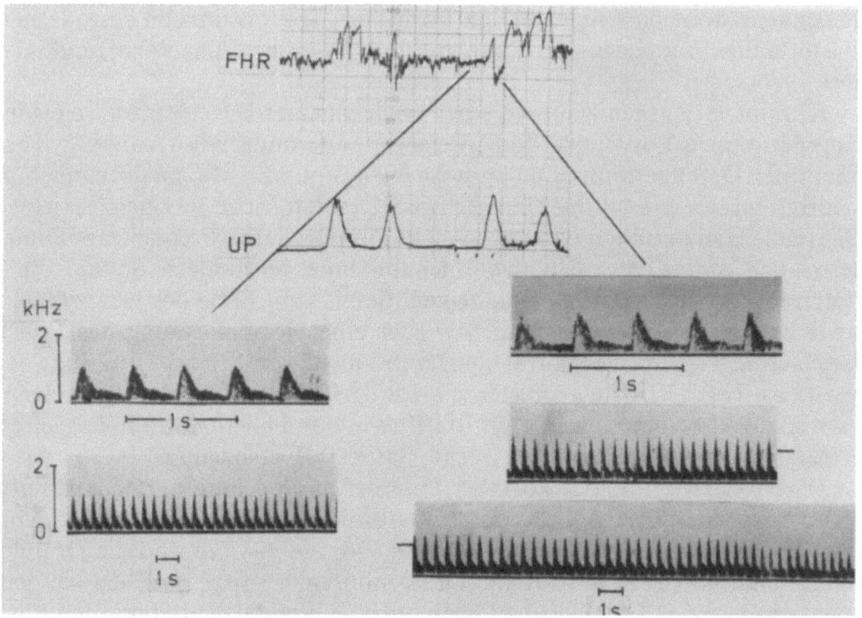

Abb. 42. Kardiotokogramm mit simultan registrierten Dopplerfrequenzkurven der fetalen Aorta vor und während einer uterinen Kontraktion bei uteroplazentarer Normalversorgung

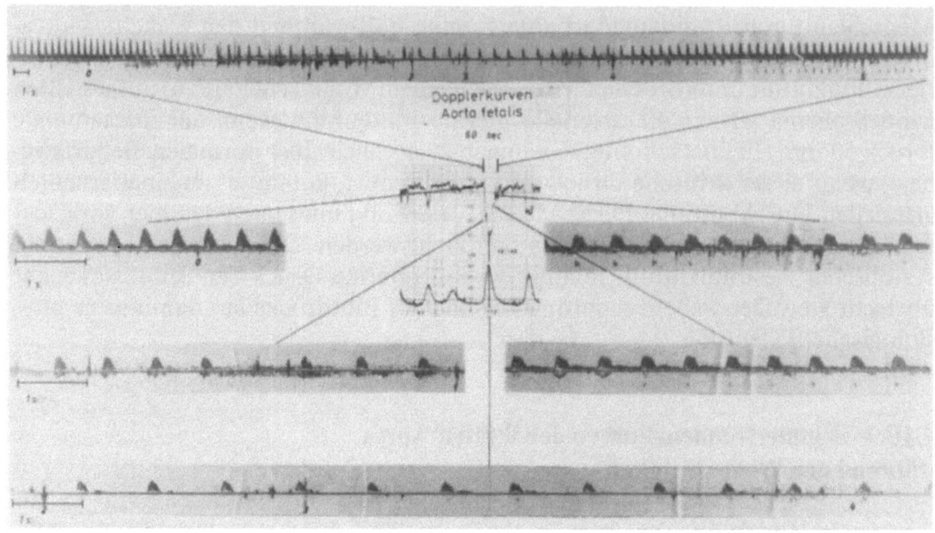

Abb. 43. Dopplerprofilkurve einer fetalen Aorta mit simultan registriertem Kardiotokogramm während einer wehensynchronen Frühdezeleration

Registrierung der aortalen Dopplerkurve und des Kardiotokogramms zeigt ein regelrechtes aortales Frequenzmuster vor der Kontraktion. In der Wehenakme ist zwar die fetale Herzfrequenz von 135 bpm ("beats per minute") vor der Wehe auf etwa 120 bpm abgesunken, doch die Dopplerfrequenzkurve der Aorta thoracalis descendens weist eine regelmäßige Form auf. Die maximalen systolischen und diastolischen Frequenzverschiebungen sind gegenüber dem Vorbefund unverändert.

Kommt es dagegen während einer Wehe zu einer Dezeleration, so erfährt die Dopplerfrequenzkurve eine bemerkenswerte Veränderung (Abb. 43). Am Tiefpunkt der Dezeleration bei 60 bpm ist die systolische Maximalverschiebung erniedrigt, und es besteht nur eine geringe frühdiastolische Frequenzverschiebung. Das fetale Herzminutenvolumen ist nicht nur durch eine Frequenzabnahme, sondern auch durch eine Schlagvolumenabnahme vermindert. Sobald die fetale Herzfrequenz über 80 bpm liegt, zeigen die bis zum Ende des Herzzyklus nachweisbaren Dopplerverschiebungen wieder eine Normalisierung des Blutflusses an. Nach Erreichen einer normalen Herzfrequenz von 120 bpm am Ende der Wehe ist das Dopplerfrequenzmuster wie vor der Dezeleration zu Beginn der Wehe. Es verdeutlicht einen ungestörten Blutfluß in der fetalen Aorta mit regelrechtem Widerstand und damit eine regelrechte Sauerstoffversorgung.

Eine Registrierung der aortalen Dopplerkurve gelang in der Austreibungsphase eines leicht dystrophen und prämaturalen Feten in der 34. SSW (Abb. 44). Für verschiedene Frequenzbereiche, 100, 120 und 70 bpm sind die Dopplerkurven abschnittsweise demonstriert. Die systolischen Spitzen blieben bei den Frequenzsprüngen erhalten. Ebenso blieb auch während der bradykarden Phase die niedrige diastolische Frequenzverschiebung als Hinweis auf eine fetale Dystrophie erhalten. Das Vorhandensein einer diastolischen Frequenzverschiebung bis

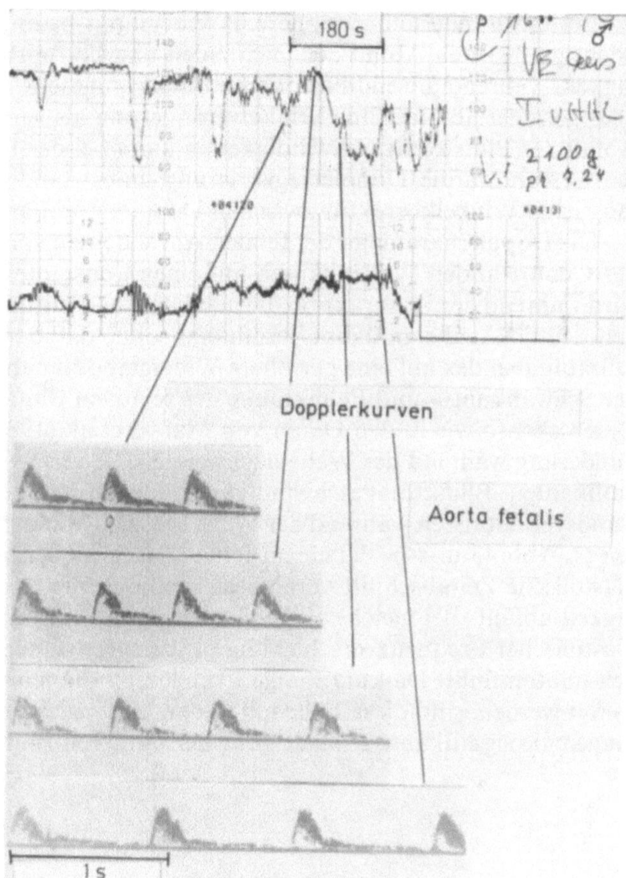

Abb. 44. Dopplerprofilkurve einer fetalen Aorta zu Beginn der Austreibungsperiode bei kontinuierlich abfallender Herzfrequenz eines prämaturen (34. SSW) und leicht dystrophen Feten

zum Ende der neuen Systole, also bis zum Ende des gesamten Herzzyklus, deutete eine ausreichende plazentare Sauerstoffversorgung während der kurzen Austreibungsphase an, wie an dem Nabelschnurarterien-pH von 7,24 ersichtlich war.

Ein Gegenbeispiel mit einer drohenden fetalen Asphyxie bei partieller Plazentalösung demonstriert Abb. 46. Das CTG zeigte Spätdezelerationen mit folgender Bradykardie. Die simultane Registrierung der aortalen Dopplerfrequenzkurve bei einer fetalen Herzfrequenz um 100 bpm wies zwar systolische Spitzen mit frühdiastolischen niedrigen Dopplerverschiebungen auf; allerdings fehlten mittel- und enddiastolische Frequenzverschiebungen. Trotz sofortiger Schnittentbindung führte die plazentare Mangelversorgung zu einer Azidose mit einem Nabelschnurarterien-pH von 7,05.

Die Berechnung der aortalen Dopplerparameter vor und während des Geburtsbeginns in kontraktionsfreien Phasen ergab keinen Unterschied. Der Vergleich der Werte unter der Geburt zwischen den Wehen und während der Wehen zeigte keine Veränderung des Resistanceindex oder des Pulsatilitätsindex.

Bei unverändertem peripherem Widerstand bedingt die Kontraktion einen hochsignifikanten Abfall der maximalen und der mittleren Blutstromgeschwindigkeit, während die enddiastolische Blutstromgeschwindigkeit zwar signifikant, aber geringer abfällt. Eine Winkelveränderung als vermutliche Ursache für den Abfall der Blutstromgeschwindigkeiten kann bei der fetalen Aorta ausgeschlossen werden, da die Dopplerregistrierung unter ständiger B-Bild-Kontrolle und möglicher Winkelkorrektur zwischen Dopplerstrahl und Aorta erfolgt.

Die Dopplerparameter der fetalen Aorta deuten vor Geburtsbeginn und unter der Geburt in den Wehenpausen auf einen konstanten Blutfluß hin. Allerdings wird während der Kontraktion die maximale und mittlere Blutstromgeschwindigkeit deutlich und signifikant vermindert, ohne daß der Resistanceindex und der Pulsatilitätsindex auf eine periphere Widerstandszunahme hinweisen. Wegen hoher Schwankungs- und Fehlerbreite des relativen Blutflusses läßt sich in unseren Daten ebenso wie in den Daten von Marsal et al. (1984) keine signifikante Verminderung während der Wehe nachweisen. Die vermeintliche Diskrepanz der signifikanten Blutstromgeschwindigkeitsreduzierung bei unveränderten Widerstandsverhältnissen während der Wehe läßt sich anhand von Fallbeispielen erklären (s. Abb. 43 u. 44). Bei einem fetalen Herzfrequenzabfall wird besonders der diastolische Zeitabschnitt verlängert, wodurch die mittlere Blutstromgeschwindigkeit abfällt. Bei gleichsinniger Erniedrigung von maximaler systolischer und diastolischer Frequenzverschiebung bleiben Resistanceindex und Pulsatilitätsindex unbeeinflußt. Da kurzfristige Frühdezelerationen nicht als pathologisch gewertet werden, sind diese Fälle mit in dem untersuchten Wehenkollektiv und bedingen die signifikante Erniedrigung der mittleren Blutstromgeschwindigkeit.

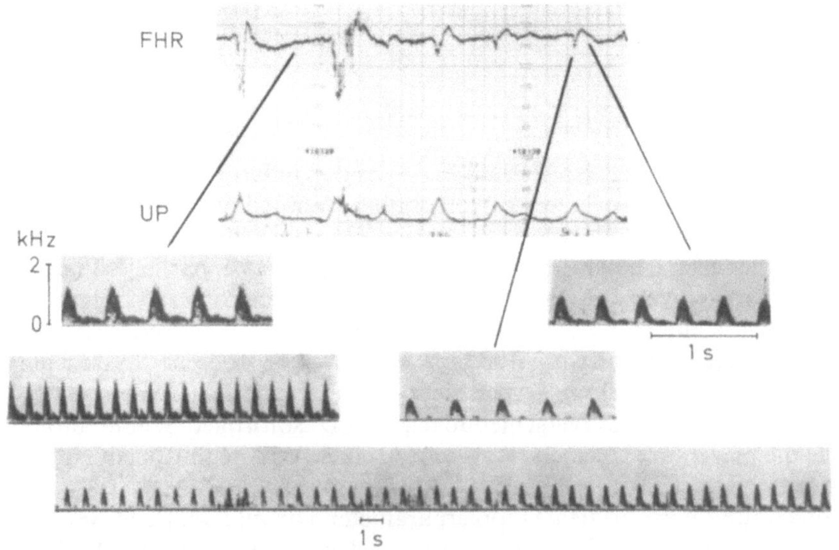

Abb. 45. Kardiotokogramm mit simultan registrierten Dopplerfrequenzkurven der fetalen Aorta bei beginnender uteroplazentarer Mangelversorgung während der Wehentätigkeit

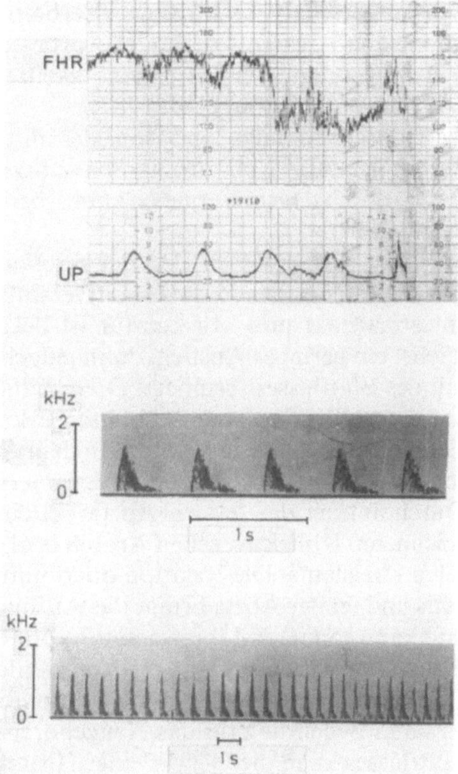

Abb. 46. Kardiotokogramm mit simultan registrierter aortaler Dopplerfrequenzkurve während fetaler Bradykardie

Die fehlende Registrierbarkeit der mittleren und enddiastolischen Dopplerverschiebung in der fetalen Aorta während der Wehe kann nach vorliegendem Fallbeispiel (Abb. 45 u. 46) als Hinweis auf eine drohende akute Asphyxie gedeutet werden. Jouppila u. Kirkinen (1984) bezeichnen eine fehlende enddiastolische Dopplerfrequenzverschiebung als enddiastolischen Block und deuten diesen als Frühhinweis auf eine chronische fetale Hypoxie.

Die bisherigen Erfahrungen mit der Dopplersonographie zeigen, daß diese Methode ein wertvolles präpartales Diagnostikum insbesondere für die Beurteilung von Risikoschwangerschaften darstellt. Die beschriebenen Untersuchungen beleuchten die arteriellen Blutstromverhältnisse der fetoplazentaren Einheit vor und unter der normalen und pathologischen Geburt.

4.11 Weitere Untersuchungen

Zunehmend gewinnt die *Dopplersonographie der fetalen A. carotis* an Bedeutung. Untersuchungen von Lingman et al. (1986), Marsal et al. (1984), Wladimiroff et al. (1986) und Tonge (1987) zufolge steigen in der fetalen A. carotis die mittlere Blutflußgeschwindigkeit und das mittlere Blutflußvolumen im Verlaufe der

Schwangerschaft stark an. Das Verhältnis der mittleren Blutflußgeschwindigkeit von fetaler A. carotis zu fetaler Aorta steigt ebenfalls an, was auf die relativ deutlich ausgeprägte Flußgeschwindigkeitszunahme in den hirnversorgenden Gefäßen hinweist (Arabin et al. 1987).

Dagegen fällt das Verhältnis des mittleren Blutvolumens von fetaler A. carotis zur fetalen Aorta bis zur 30. Schwangerschaftswoche ab, was von Arabin et al. (1987) durch das im Vergleich zum Körper stärkere Wachstum des fetalen Kopfes erklärt wird.

Es ist nachgewiesen, daß der zerebrale Blutfluß von pCO_2 und pO_2 abhängt, um eine ausreichende Sauerstoffversorgung des Gehirns zu sichern. Für Niere, Intestinaltrakt und Muskulatur ist bekannt, daß bei Eintritt ener Hypoxie zunächst ein geringer Anstieg, dann jedoch bei weiter bestehender Hypoxie ein Abfall des Blutflusses resultiert. Diese Minderperfusion des Gastrointestinaltraktes kann postpartal zu einem erhöhten Erkrankungsrisiko dieser Kinder an nekrotisierender Enterokolitis führen. In dem Anstieg des zerebralen Blutflusses, gemessen an der A. carotis, bei unveränderter oder sogar trendmäßig abfallender Durchblutung der fetalen Aorta bei einem durch Plazentainsuffizienz gekennzeichneten Kollektiv, sehen Arabin et al. (1987) eine sog. „Sparschaltung" des fetalen Kreislaufs. Die Relation quantitativer Blutflußparameter von fetaler A. carotis und fetaler Aorta bringt das Ausmaß dieser „Sparschaltung" zum Ausdruck und kann somit zur Überwachung von Risikoschwangerschaften mit chronischer Plazentainsuffizienz herangezogen werden (Arbeille et al. 1987).

Die Erhöhung der zerebralen Durchblutung bei dem genannten Risikokollektiv kann Bedeutung für das Neugeborene haben: Infolge des erhöhten zerebralen Blutflusses kann die Gefahr einer Hirnblutung steigen. Collet u. Boog (1988) untersuchten die qualitativen Dopplerparameter bei Schwangerschaften mit intrauteriner Wachstumsretardierung an plazentaren und zerebralen Gefäßen und kamen zu dem Schluß, daß bei einer Veränderung dieser Werte in Verlaufsuntersuchungen eine Indikation zur Beendigung der Schwangerschaft gegeben sein könnte.

Rizzo et al. (1988) stellten Vergleiche zwischen fetalen Doppleruntersuchungen der A. carotis und dem postpartalen neurologischen Zustand an und kamen ebenfalls zu dem Schluß, daß dopplersonographisch diagnostizierte veränderte zerebrale Durchblutungsverhältnisse das Geburtsmanagement beeinflussen sollten.

Erste Untersuchungen von Kurjak et al. (1987) mit dem Color-coded-Doppler an fetalen zerebralen Gefäßen deuten darauf hin, daß diese neue Technik zur Beurteilung der kranialen Blutversorgung an Bedeutung gewinnen kann.

Auch in der Diagnosestellung von *fetalen Herzfehlern* gewinnt die farbkodierte Dopplersonographie zunehmend an Bedeutung. Über Untersuchungen an der fetalen Aorta, A. umbilicalis und den uterinen Gefäßen liegen erste Ergebnisse vor (Kurjak et al. 1987).

Besonders geeignet scheint die gepulste Dopplersonographie in der *Verlaufskontrolle von Mehrlingsschwangerschaften* zu sein (Vetter 1987; Farmakides et al. 1985; Giles et al. 1985; Arabin et al. 1987). Hier können sehr früh selektive Befunde der einzelnen Feten ermittelt werden. Ungleichgewichte in der Durchblutung und fetofetale Transfusionen können ebenso aufgezeigt werden wie plazentar bedingte Mangelversorgungen einzelner Feten.

Untersuchungen von Abramowicz et al. (1988) und Mehalek et al. (1988) haben gezeigt, daß von Bedeutung ist, ob am plazentaren Ende oder am fetalen Ende der Nabelschnur die dopplersonographischen Untersuchungen durchgeführt werden. Um die verschiedenen Resultate miteinander vergleichen zu können, wird das *Messen am plazentaren Ansatz* der Nabelschnur empfohlen.

Versuche zur Verbesserung der Flußparameter bei dystrophen Feten durch *Oxygenisierung der Mutter* haben gezeigt, daß sich hierdurch lediglich ein sehr kurzfristiger Effekt erzielen läßt (Arduini et al. 1988).

Widersprüchlich wird die *Auswirkung des Rauchens* auf die uterine Durchblutung diskutiert (Jouppila et al. 1983; Pijpers et al. 1984; Rauramo et al. 1983; Sindberg-Eriksen u. Marsal 1984). Das Rauchen scheint bei starken Gewohnheitsraucherinnen eine signifikante Widerstandserhöhung in der Nabelschnur zu bewirken.

Fairlie u. Kirkwood (1988) stellten Untersuchungen vor, denen zufolge die *Spinalanästhesie* keinen Einfluß auf Dopplerparameter in den Nabelschnurgefäßen hat. Zu dieser Fragestellung gibt es weitere Untersuchungen, die zu teils widersprüchlichen Ergebnissen kommen (FitzGerald et al. 1984; Lindblad et al. 1984; Marx et al. 1986). Gagnon et al. (1988) zeigten, daß selbst eine vibroakustische Stimulation in der Lage zu sein scheint, die Dopplerparameter zu verändern bzw. zu beeinflussen. Hieraus kann abgelesen werden, von wieviel verschiedenen Faktoren diese Parameter abhängig sein können, was in der Interpretation der ermittelten Werte berücksichtigt werden muß.

Untersuchungen der arteriellen renalen und uterinen Durchblutung in normalen und gestotischen Schwangerschaften zeigten einen deutlichen Unterschied der Dopplerparameter zwischen diesen beiden Schwangerschaftskollektiven (Sohn u. Fendel 1988). Zur Untersuchung kamen 52 Patientinnen mit unauffälligem Schwangerschaftsverlauf und 12 Patientinnen mit *EPH-Gestose* zwischen der 35. und 38. SSW. Dabei wurden uterine und renale Gefäße dopplersonographisch erfaßt. Bei weiteren 31 nichtschwangeren Probandinnen wurden die renalen Gefäße ebenfalls dopplersonographisch untersucht. Es war ein signifikanter Unterschied der arteriellen Gefäßwiderstandsverhältnisse zwischen den Patientinnen mit normalen Schwangerschaften und den Patientinnen mit EPH-Gestose auszumachen, sowohl an den renalen als auch den uterinen Gefäßen. An den renalen Gefäßen blieb die schwangerschaftsbedingte Widerstandsverminderung bei EPH-Gestosen aus, so daß die berechneten Parameter (Resistanceindex, Pulsatilitätsindex und Quotient) mit den Werten der Nichtschwangeren übereinstimmen. Auch war ein signifikanter Unterschied dieser Parameter an den uterinen Gefäßen der beiden schwangeren Kollektiven zu verzeichnen, wobei der Unterschied zwischen diesen beiden Gruppen an den renalen Gefäßen deutlicher ausfiel als an den uterinen. Es zeigte sich, daß in der Schwangerschaft eine erhebliche Zunahme der renalen Durchblutung besteht; dies deckt sich mit den in der Literatur beschriebenen invasiv erhobenen Befunden (Assali et al. 1959; Buttermann 1958; Dignam et al. 1958; Friedberg u. Hochuli 1967; Friedberg 1980, 1981 a, b; Sims u. Krantz 1958). Dagegen war bei Patientinnen mit EPH-Gestose eine deutliche Einschränkung der renalen Durchblutungsverhältnisse zu verzeichnen. Dies steht in Einklang mit den bekannten morphologischen Nierenveränderungen bei EPH-Gestosen (Abb. 47 a–e).

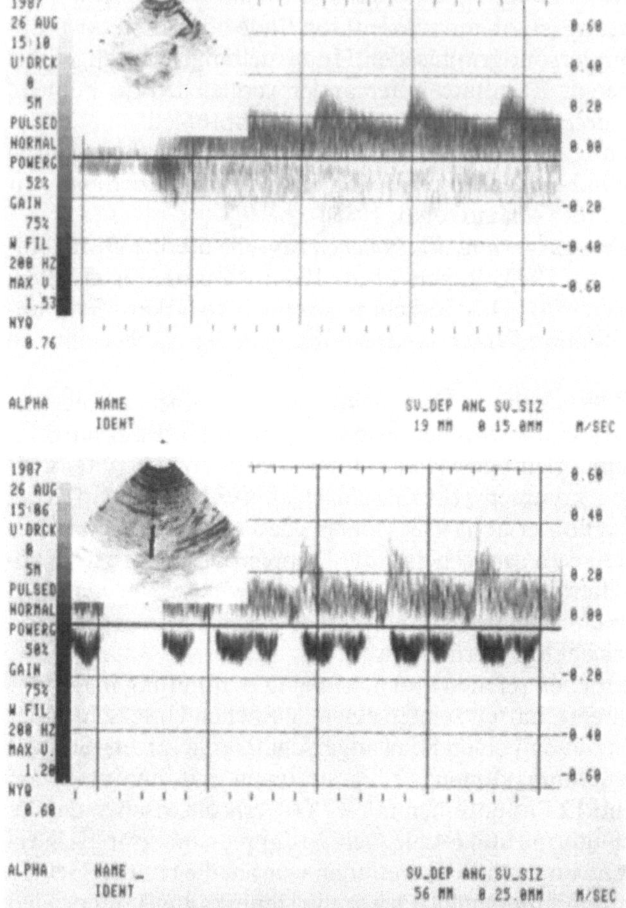

Abb. 47 a. Dopplerprofil eines uterinen Gefäßes bei einer Patientin mit völlig unauffälligem Schwangerschaftsverlauf in der 37. SSW

Abb. 47 b. Dopplerprofil eines renalen arteriellen Gefäßes bei derselben Patientin wie in **a**

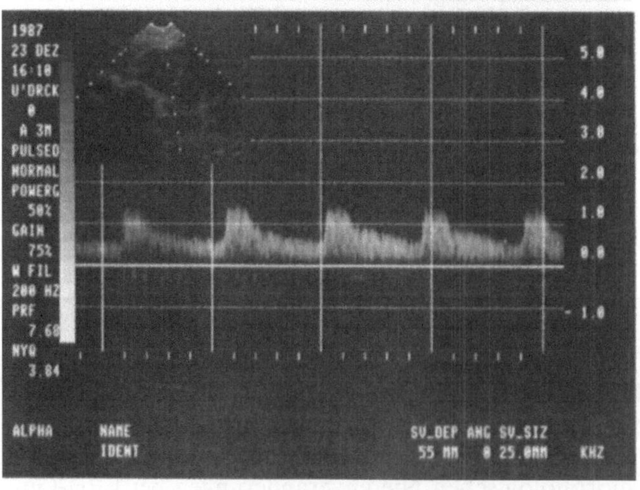

Abb. 47 c. Dopplerprofil eines arteriellen uterinen Gefäßes bei einer Patientin mit EPH-Gestose in der 36. SSW

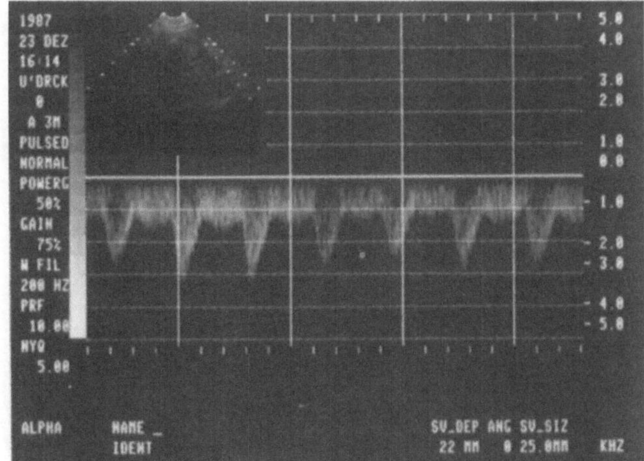

Abb. 47 d. Dopplerprofil eines renalen arteriellen Gefäßes bei derselben Patientin wie in **c**

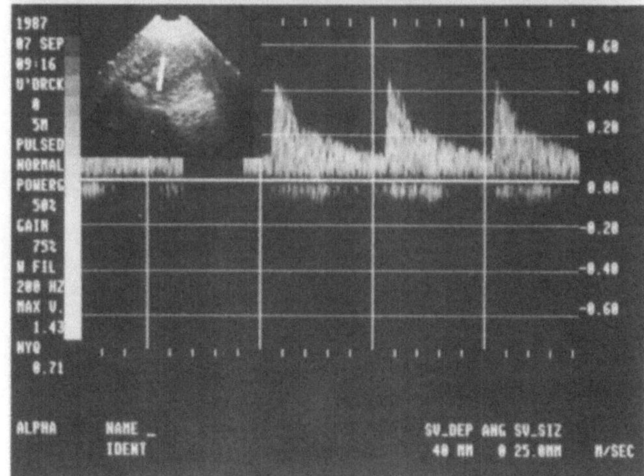

Abb. 47 e. Dopplerprofil eines renalen Gefäßes bei einer nichtschwangeren Probandin

Auch konnte bei eigenen Untersuchungen zum Einfluß der *mütterlichen Körperposition* gezeigt werden, daß im Sitzen und im Stehen die uterine Durchblutung reduziert ist. Dagegen war im Liegen und im Sitzen auf einem besonderen Stuhl, der sich dadurch auszeichnete, daß im Hüftbereich kaum eine Abknickung erfolgte, eine deutlich bessere uterine Durchblutung zu registrieren. Diese Ergebnisse und die entsprechenden Schlußfolgerungen können bei der Betreuung von Schwangerschaften mit fetaler Mangelentwicklung Anwendung finden (Sohn et al. 1987) (Abb. 48 a–d).

Doppleruntersuchungen in der Frühschwangerschaft an *ovariellen Gefäßen* haben ergeben, daß bereits wenige Tage nach der Befruchtung bzw. nach dem Embryotransfer in der in-vitro-Fertilisation eine deutliche Widerstandsabnahme in diesem Gefäßbett erfolgt (McSweeney et al. 1988). Eine Seitendifferenz der Durchblutung in uterinen Gefäßen bei Extrauteringraviditäten scheint auszumachen zu sein (McSweeney et al. 1988; Stabile et al. 1988).

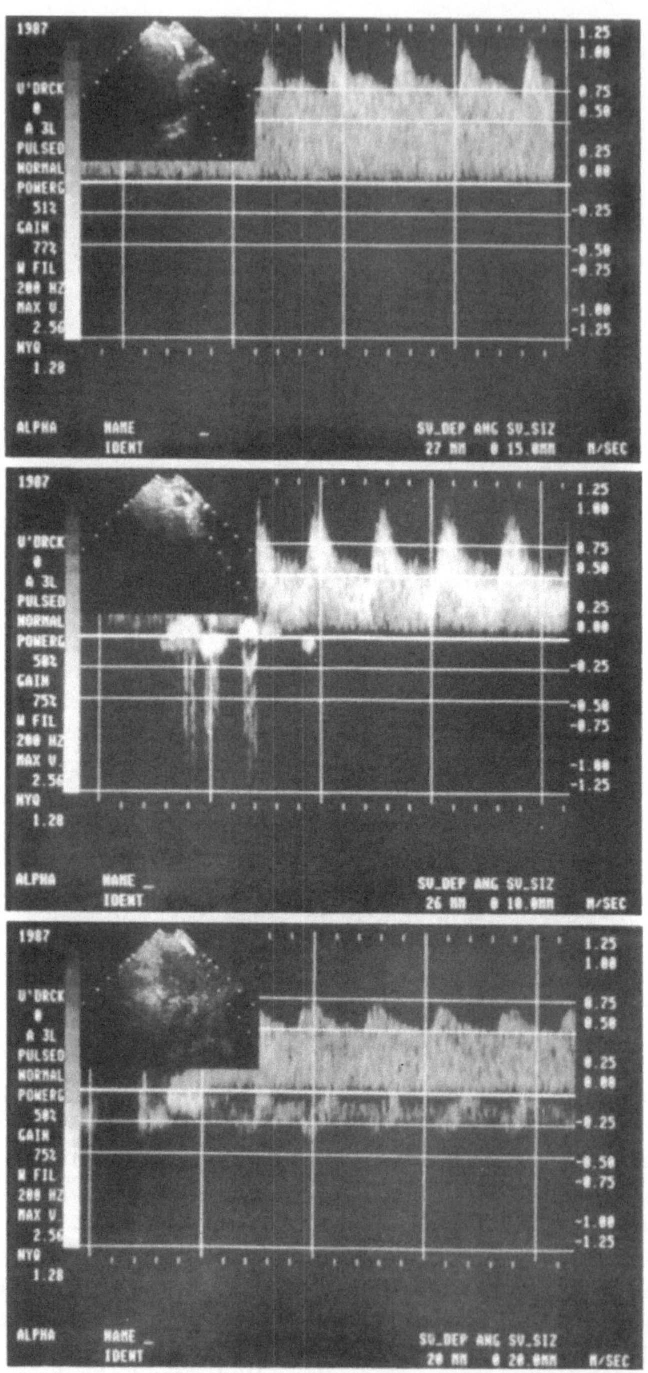

Abb. 48 a–d. Im Liegen (**a**), im Stehen (**b**), im Sitzen auf der Untersuchungsliege (**c**) und im Sitzen auf dem Balance-Variable-Stuhl (**d**) registrierte Dopplerprofilkurven

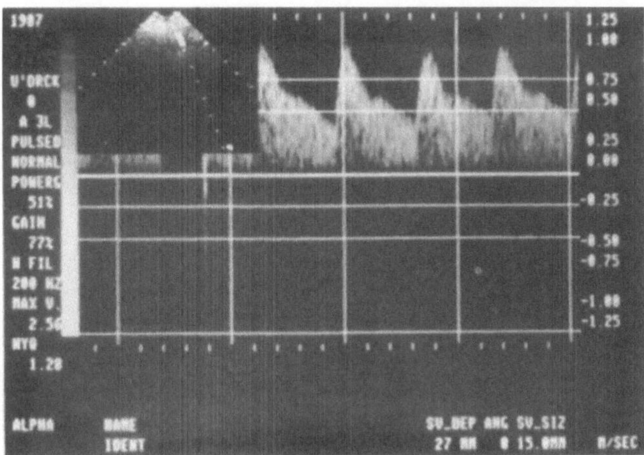

Abb. 48 d

4.12 Resümee

Die Dopplersonographie wird in zunehmendem Maße zur Beurteilung der fetalen
und mütterlichen Durchblutungsverhältnisse im Verlaufe der Schwangerschaft
eingesetzt. Die vorgestellten Untersuchungsergebnisse zeigen, daß Durchblutungsstörungen in der utero- und fetoplazentaren Einheit durch dieses Verfahren
frühzeitig erkannt werden können.

In der Routine eignet sich insbesondere die Umbilikalarterie zur Zustandsbe-
urteilung des Feten, da die Messung bei hoher Aussagekraft der Dopplerparameter technisch einfach ist. In Kombination mit Untersuchungen von fetaler Aorta
und uterinen Arterien wird die Aussagekraft bezüglich der vorgestellten Fragestellungen mit dem Dopplerverfahren noch weiter verbessert. Zusätzliche Untersuchungen an der fetalen A. carotis scheinen nach neueren Untersuchungen insbesondere bei schwerster uteroplazentarer Mangelversorgung geeignet zu sein,
das kindliche Risiko abzuschätzen.

Weitere Gefäße scheinen den Aussagegehalt der Dopplersonographie hinsichtlich bestimmter pathologischer Veränderungen zu verfeinern und werden daher zunehmend in der Diagnostik beachtet.

Die dopplersonographischen Untersuchungen im dritten Schwangerschaftstrimenon haben prognostische Bedeutung und helfen neben den herkömmlichen
Parametern, Risikoschwangerschaften zu erkennen.

Literatur

Allan LD, Teinen MJ, Campbell S, Wilkinson JL, Anderson RH (1980) Echocardiographic and anatomical correlats in the fetus. Br Heart J 44:444

Arabin B, Saling E (1987) Die „Sparschaltung" des fetalen Kreislaufs dargestellt anhand von eigenen quantitativen Doppler-Blutflußparametern. Z Geburtshilfe Perinatol 213–218

Arabin B, Jimenez E, Saling E (1987) Die Bedeutung von Doppler-Blutflußuntersuchungen bei Geminigravidität. Z Geburtshilfe Perinatol 191:174–180

Arbeille PH, Roncin A, Berson M, Patat F, Pourcelot L (1987) Exploration of the fetal cerebral blood flow by duplex-doppler-linear array system in normal and pathological pregnancies. Ultrasound Med Biol 13:329–337

Arbeille PH, Pourcelot L (1988) Cerebral blood flow assessment on the human fetus by doppler spectrum and color coded doppler. Int Perinatal Doppler Soc, 1st Congress, Kansas City, 23–25 May 1988

Arduini D, Rizzo G, Caruso A, Romanini C, Mancuso S (1988) Haemodinamic changes in IUGR fetuses during maternal oxygen administration. Int Perinatal Doppler Soc, 1st Congress, Kansas City, 23–25 May 1988

Abramovicz JS, Arrington J, Warsof SL, Levy DL (1988) Doppler study of umbilical blood flow waveform: should we use an instrument adapted normogram? International Perinatal Doppler Society, First Congress, Kansas City, May 23–25, 1988

Abramowicz JS, Warsof SL, Arrington J, Levy DL (1988) Doppler ultrasound study of the umbilical cord: placental or fetal abdomen insertion? Int Perinatal Doppler Soc, 1st Congress, Kansas City, Mo. 23–25 May 1988

Abramowicz JS, Arrington J, Warsof SL, Levy DL (1988) Doppler study of umbilical artery blood flow waveform: should or fetal abdomen insertion? Int Perinatal Doppler Soc, 1st Congress, Kansas City, Mo. 23–25 May 1988

Assali NS, Tabsh KMA (1984) Anatomical and physiological aspects of fetal and neonatal circulation: methods of measurement and their pitfalls. In: Kurjak A (ed) Measurement of fetal bloodflow. CIC Edizioni Internazionali, Roma, p 17

Assali NS, Douglass RA Jr, Baird WW, Nicholson DB, Suyemoto MS (1953) Measurement of uterine blood flow and uterine metabolism. II. The techniques of catheterization and cannulation of the uterine veins and sampling of arterial and venous blood in pregnant women. Am J Obstet Gynecol 66:11

Assali NS, Dignam WJ, Dasgupta K (1959) Renal function in human pregnancy. II. Effects of venous pooling on renal hemodynamics and water, electrolyte, and aldosterone excretion during normal gestation. J Lab Clin Med 54:394–408

Assali NS, Segal N, Marble S (1962) Pulmonary and ductus arteriosus circulation in the fetal lamb before and after birth. Am J Physiol 202:536

Assali NS, Bekey GA, Morrison LW (1968) In: Assali NS (ed) Biology and gestation, vol II. Academic Press, New York, p 51

Assali NS, Rauramo L, Peltonen T (1969) Measurement of uterine blood flow and uterine metabolism. Am J Obstet Gynecol 79:86

Bailey KI, O'Brien Jr WD, Dunn F (1983) Ultrasonically induced morphological damage to mouse ovaries. Ultrasound Med Biol 9:25–31

Barcroft J, Flexner LB, McClurkin T (1934) The output of the fetal heart in the goat. J Physiol 82:498

Barcroft J, Kennedy JA, Mason NF (1939) The direct determination of the oxygen consumption of the fetal sheep. J Physiol 95:269

Barnett SB, Bonin A, Mitchell G, Meher-Homji KM, Baker RSU (1982) An investigation of the mutagenic potential of pulsed utlrasound. Br J Radiol 55:501–504

Bartels H, Moll W (1964) Passage of inert substances and oxygen in the human placenta. Pflügers Arch Ges Physiol 280:156

Becher R, Zimmer G, Schmidt CG, Sandberg AA (1983) Sister chromatid exchange and proliferation pattern after ultrasound exposure in vivo. Am J Hum Genet 35:932–937

Beck L (1959) Untersuchung über die Durchblutung der Gebärmutter mit Hilfe von Natrium 24. Geburtshilfe Frauenheilkde 10:54

Beck R, Morris JA, Assali NS (1965) Calibration characteristics of the pulsed field electromagnetic flow meter. Am J Med Electronics 4:67

Becker V (1972) Pathologisch-anatomische Aspekte zur Plazentainsuffizienz. Z Geburtshilfe Perinatol 76:349

Becker V (1981) Funktionelle Morphologie der Plazenta. In: Käser O, Friedberg V, Ober G, Thomsen K, Zander J (Hrsg) Gynäkologie und Geburtshilfe. Grundlagen – Pathologie – Prophylaxe – Diagnostik in 3 Bd. Thieme, Stuttgart, S 21

Blechner JN, Stegner VG, Prystowski H (1974) Uterine blood flow in women at term. Am J Obstet Gynecol 120:634

Boddy K (1975) Fetal blood flow to and from placenta. In: Chamberlain GVP, Wilkinson WW (eds) Placental transfer. Pitman Medical, London, p 45

Bommer WJ, Miller L (1982) Realtime two-dimensional colorflow doppler: enhanced doppler flow imaging in the diagnosis of cardiovascular disease (abstract). Am J Cardiol 49:944

Borell U, Fernstroem I, Ohlsen L, Wiquist N (1964) Influence of uterine contractions on the uteroplacental blood flow at term. Am J Obstet Gynecol 89:881

Brosens I, Dixon HG, Robertson WB (1977) Fetal growth retardation and the arteries of the placental bed. Br J Obstet Gynecol 84:656

Brulfert A, Ciaravino V, Miller MW, Maulik D, Carstensen EL (1984) Diagnostic insonation of extra-utero human placentas: no effect of lymphocytic sister chromatid exchange. Hum Genet 66:289–291

Buttermann K (1958) Clearance-Untersuchungen in der normalen und pathologischen Schwangerschaft; zugleich eine kritische Beurteilung des Verfahrens. Arch Gynäkol 190:448–492

Campbell A, Dawes A, Fishmann A, Hyman A (1967) Regional redistribution of blood flow in the mature fetal lamb. Circ Res 21:229

Campbell S (1986) 2nd Meeting of the European Placenta Group joint meeting with the Rochester Trophoblast conference. Rolduc Monastery, Netherland, Sept 24–27, 1986

Campbell S, Griffin DR, Diaz-Recasens JM, Cohen-Overbeek TE, Wilson K, Teak MJ (1983) New doppler technique of assessing uteroplacental blood flow. Lancet I:675

Cartwight RA, McKinney PA, Birch JM, Hartley AL, Mann JR et al. (1984) Ultrasound examinations in pregnancy and childhood cancer. Lancet II:999–1000

Clark PR, Hill CR (1969) Biological action of ultrasound in relation to the cell cycle. Exp Cell Res 58:443–445

Clavero JS, Neguerueal J, Ortiz L et al. (1973) Blood flow in the intervillous space and fetal blood flow. Am J Obstet Gynecol 116:340

Cohnstein J, Zuntz J (1894) Untersuchungen über das Blut, den Kreislauf und die Atmung beim Säugetier-Fetus. Pflügers Arch Ges Physiol 173

Collet M, Boog G (1988) Doppler evaluation of umbilical and cerebral arterial blood flow of the fetus in pregnancies complicated by intra-uterine growth retardation. Int Perinatal Doppler Soc, 1st Congress, Kansas City, 23–25 May 1988

Cretius K (1981) Adaptive Vorgänge an den Genitalorganen. In: Käser O, Friedberg V, Ober G, Thomsen K, Zander J (Hrsg) Gynäkologie und Geburtshilfe, Bd 2/I. Thieme, Stuttgart, S 317

Daker D (1970) Pulsed ultrasonic doppler blood flow sensing. IEEE Trans Sonics Ultrasound. [Suppl] 17:3

David H, Weaver JB, Pearson JF (1975) Doppler ultrasound and fetal activity. Br Med J 2:62

Dawes GS (1968) The umbilical circulation. In: Foetal and neonatal physiology yearbook. Medical Publisher, Chicago, p 66

Demoulin A, Bologne R, Hustin J, Lambotte R (1985) Is ultrasound monitoring of follicular growth harmless? Ann NY Acad Sci 442:146–1152

Dignam WJ, Titus P, Assali NW (1958) Renal function in human pregnancy. I. Changes in glomerular filtration rate and renal plasma flow. Proc Soc Exp Biol 97:512–514

Doppler C (1842) Über das farbige Licht der Doppelsterne und einiger anderer Gestirne des Himmels. Abhandlung der Böhmischen Gesellschaft der Wissenschaften V. Folge, Bd 2

EHD (1980) Environmental Health Directorate. Canada-wide survery of nonionizing radiation emitting medical devices. Part II. Ultrasound devices. Report 80-EHD-53. Environmental Health Directorate, Health Protection Branch, Ottawa, Canada

Eik-Nes SH, Grottum P (1982) Estimation of fetal weight by ultrasound measurement. 1. Development of a new formula. Acta Obstet Gynecol Scand 62:229

Eik-Nes SH, Bruback AO, Uhlstein MK (1980) Measurement of human fetal blood flow. Br Med J 280:283

Eik-Nes SH, Marsal K, Kristoffersen K, Vernersson E (1981) Non-invasive Messung des fetalen Blutstromes mittels Ultraschall. Ultraschall 2:226–231

Eik-Nes SH, Marsal K, Bruback AO, Kristoffersen K, Uhlstein M (1982) Ultrasound measurement of human fetal blood flow. J Biomed Eng 4:28

Eik-Nes SH, Okland O, Aure JCh, Ulstein M (1984) Ultrasound screening in pregnancy: a randomised controlled trial. Lancet I:1347

El'Piner IYe, Bronskaya LM (1970) Effect of ultrasound on ATP-ases of the plasma membranes. Biofizika 155:852–855

Fairlie FM, Kirkwood I (1988) Umbilical artery flow velocity waveforms during spinal anesthesia. Int Perinatol Doppler Soc, 1st Congress, Kansas City, 23–25 May 1988

Farkas K, Keller M, Tanka D (1972) Enzyme-Histochemical alterations in the liver, spleen and kidney of animals killed immediately after ultrasonic treatment. Acta Morphol Acad Sci Hung 20:171–183

Farmakides G, Schulman H, Saldana LR, Bracer LA, Fleischer A, Rochelson B (1985) Surveillance of twin pregnancy with umbilical arterial velocimetry. Am J Obstet Gynecol 153:789–792

Fendel H, Fendel M, Warnking R (1983) Fehlermöglichkeiten der gepulsten Dopplermethode zur Blutflußmessung am Feten. Z Geburtshilfe Perinatol 187:83

Fendel H, Giani G, Fendel M, Jung H (1984a) Die Bestimmung des Gestationsalters mit der Scheitelsteißlänge und dem biparietalen Durchmesser in der 1. Schwangerschaftshälfe – Gegenüberstellung zweier Methoden. Z Geburtshilfe Perinatol 188:161

Fendel H, Fendel M, Pauen A, Liedtke B, Schonlau H, Warnking R (1984b) Doppleruntersuchungen des arteriellen uterinen Flows während der Wehentätigkeit. Z Geburtshilfe Perinatol 188:64

Fendel H, Pauen A, Jung H (1985) Fetal and uterine blood flow during labor. Arch Gynecol 237:225

Fendel H, Pauen A, Beck P, Billet P, Nieland M (1986a) Fetaler und uteriner Blutfluß während der Behandlung mit Betamimetica. In: Jung H, Fendel Ch (Hrsg) Neueste Ergebnisse über Betamimetica. 4. Inter Symp Aachen 1985. Steinkopff, Darmstadt

Fendel H, Pauen A, Lavon J, Fendel M, Jung H (1986b) Fetal and uterine blood flow in normal pregnancy, in tocolytic treated pregnancy and in utero-placental insufficiency. In: Jung H, Fendel H (eds) Doppler techniques in obstetrics. Thieme, Stuttgart, p 89

Fischer WM (1976) Kardiotokographie (Lehrbuch und Atlas). Thieme, Stuttgart, S 91

Fitzgerald DE, Drumm JE (1977) Non-invasive measurement of the fetal circulation using ultrasound: a new method. Br Med J 2:1450

FitzGerald DE, Stuart B, Drumm JE, Duignan NM (1984) The assessment of the feto-placental circulation with continuous wave doppler ultrasound. Ultrasound Med Biol 10: 371–376

Fleischer A, Schulman H, Farmakides G, Bracero L, Blattner P, Randolph G (1985) Umbilical artery velocity wave-forms and intrauterine growth retardation. Am J Obstet Gynecol 151:502

Franklin DI, Schlegel W, Rushmer RF (1961) Blood flow measurement by Doppler frequency shift on backscattered ultrasound. Science 134:564–565

Friedberg V (1980) Nierenfunktion. In: Friedberg V, Rathgen GH (Hrsg) Physiologie der Schwangerschaft, Veränderungen des mütterlichen Organismus. Thieme, Stuttgart

Friedberg V (1981a) Spätgestosen. In: Käser O, Friedberg V, Ober KG, Thomsen K, Zander J (Hrsg) Gynäkologie und Geburtshilfe, Bd II/2. Thieme, Stuttgart, S 8.183–8.223

Friedberg V (1981 b) Physiologische Veränderungen des Gesamtorganismus. In: Käser O, Friedberg V, Ober KG, Thomsen K, Zander J (Hrsg) Gynäkologie und Geburtshilfe, Bd II/1. Thieme, Stuttgart, S 3.31–3.59

Friedberg V, Hochuli E (1967) Die schwangerschaftsspezifischen Erkrankungen. In: Käser O, Friedberg V, Ober KG, Thomsen K, Zander J (Hrsg) Gynäkologie und Geburtshilfe, Bd II/1. Thieme, Stuttgart

Galperin-Lemaitre H, Kirsch-Volders M, Levi S (1975) Fragmentation of purified mammalian DNA molecules by ultrasound below human therapeutic doses. Humangenetik 29:61–66

Gant NF, Hutchinson HT, Siiteri PK, McDonald PC (1971) Study of metabolic clearance rate of dehydroisoandrosterone sulfate in pregnancy. Am J Obstet Gynecol 111:555

Gebhart E (1981) Sister chromatid exchange (SCE) and structural chromosome aberration in mutagenicity testing. Hum Genet 58:235–254

Giles WB, Trundinger BJ, Cook CM (1985) Fetal umbilical artery flow velocity-time waveforms in twin pregnancies. Br J Obstet Gynaecol 92:490–497

Gill RW (1978) Quantitative blood flow measurement in deep-lying vessels using pulsed doppler with the octoson. Ultrasound Med 4:341

Gill RW (1979) Pulsed doppler with B-mode imaging for quantitative bloodflow measurement. Ultrasound Med Biol 5:223

Gill RW, Trudinger BJ, Gerrit WJ, Kossow G, Warren PS (1981) Fetal umbilical venous flow measured in utero by pulsed doppler and B-mode ultrasound. Am J Obstet Gynecol 139:720

Gagnon R, Ritchie K, Morrow R, Hunse C, Patrick J (1988) Uterine (UT) and umbilical (UMB) blood flow velocity near term: changes following vibroacoustic stimulation. Int Perinatal Doppler Soc, 1st Congress, Kansas City, 23–25 May 1988

Gosling RG, King DH (1975) Ultrasound angiology. In: Marcus W, Adamson L (eds) Arteries and veins. Edinburgh, Churchill Livingstone, p 61

Greenfield ADM, Shepherd JT, Whelan RF (1951) The rate of blood flow in the umbilical cord. Lancet, II:44

Griffin D, Cohen-Overbeek T, Campbell S (1983 a) Fetal and uteroplacental blood flow. Clin Obstet Gynecol 10:565

Griffin D, Bilardo K, Diaz J, Teague M, Campbell S (1983 b) The measurement of human blood flow with linear-array pulsed doppler duplex. Eur J Obstet Gynecol Reprod Biol 15:426

Griffin D, Bilardo K, Masini L, Dias-Recasens J, Pearce JM, Willson K, Campbell S (1984) Doppler blood flow waveforms in the descending thoracic aorta of the human fetus. Br J Obstet Gynecol 91:997

Hamilton WF, Moor JW, Kindsman JM, Spurling RG (1932) Studies on the circulation. IV: Further analysis of the injection method and changes in hemodynamics under physiological and pathological condition. Am J Physiol 99:534

Hansmann M (1976) Ultraschallbiometrie im 2. und 3. Trimester der Schwangerschaft. Gynäkologie 9:133

Hansmann M, Schumacher H, Foebus J, Voigt U (1979) Ultraschallbiometrie der fetalen Scheitelsteißlänge in der ersten Schwangerschaftshälfte. Geburtshilfe Frauenheilkd 39:656

Hansmann M, Hackeloer BJ, Stauddach A (1985) Ultraschalldiagnostik in Geburtshilfe und Gynäkologie. Springer, Berlin Heidelberg New York Tokio

Hara K (1980) Effects of ultrasonic irradiation on chromosomes, cell division and developing embryos. Obstet Gynaecol Jpn 22:61–68

Hecher K, Ertl U, Spernol R, Haselbach H (1988) Die klinische Aussagekraft fetaler Flow-Messungen mittels gepulstem Doppler-Ultraschall. Z Geburtshilfe Perinatol 192:10–13

Hedges MJ, Leemann S (1979) 1,5 MHz ultrasound irradiation of human lymphocytes. Int J Radiat Biol 35:301–311

Hellman LM, Duffus GM, Donald I, Sunden B (1970) Safety of diagnostic ultrasound in obestrics. Lancet 1:1133

Hermann A (1971) Lexikon Geschichte der Physik A–Z. Anlis, Köln, S 70–72, 217–273, 403–405

Hill CR (1972) Ultrasonic exposure thresholds for changes in cells and tissues. J Acoust Soc Am 52:667–672

Israel I (1985) Comparative investigation on the accuracy of Ultrasound-Devices in pipe flow. Diplomarbeit. Helmholtz-Institut für Biomedizinische Technik RWTH Aachen

Jacobsen-Kram D (1984) The effects of diagnostic ultrasound on sister chromatid exchange frequencies: a review of the recent literature. J Clin Ultrasound 12:5–10

Janbu T, Koss KS, Nesheim BI, Wesche J (1985) Blood velocities in the uterine artery in human during labour. Acta Physiol Sand 124:153

Jouppila P, Kirkinen P (1984) Increased vasculare resistance in the decending aorta of the human fetus in hypoxia. Br J Obstet Gynecol 91:853

Jouppila P, Kirkinen P (1986a) The effect of Labetolol and Metoprolol on the fetal hemodynamics. In: Jung J, Fendel H (eds) Doppler techniques in obstetrics. Thieme, Stuttgart, p 76

Jouppila P, Kirkinen P (1986b) Blood velocity waveforms of the fetal aorta in normal and hypertensive pregnancy. Obstet Gynecol 67:856

Jouppila P, Kirkinen P, Eik-Nes S (1983) Acute effect of maternal smoking on the human fetal blood flow. Br J Obstet Gynaecol 90:7–10

Jung H (1975) Die Frühgeburt. Gynäkologe 8:17

Kaufmann GE, Miller MW, Griffiths TD, Ciaravino V (1977) Lysis and viability of cultured mammalian cells exposed to 1 MHz ultrasound. Ultrasound Med Biol 3:21–25

Kaufmann P, Stark J (1977) Ultrastruktur der Plazenta bei Diabetes, EPH-Gestose und Rh-Inkompatibilität. Neue Erkenntnisse über die Orthologie und Pathologie der Plazenta. Enke, Stuttgart (Bücherei des Frauenarztes Bd 8, S 53)

Kelman BJ, Pappas RA, Sikow MR (1986) Effects of ultrasound on placental function. IEEE UFFC 33(2):218–234

Kierse MJNC, Trimbos JB (1980) Assessment of antepartum cardiotocograms in high risk pregnancy. Br J Obstet Gynecol 87:261

Kimmel CA, Stratmeyer ME, Galloway W,D, Laborde JB, Brown N, Pinkawitch F (1983) The embryoxic effects of ultrasound exposure in pregnant ICR mice. Teratology 27:245–251

Kinnier-Wilson LM, Waterhouse JAH (1984) Obstetric ultrasound and childhood malignancies. Lancet II:997–998

Kirkinen P, Jouppila P (1986) Prognostical significance of the analysis of blood velocity waveforms in fetal descending aorta. In: Jung H, Fendel H (Hrsg) Doppler techniques in obstetrics. Thieme, Stuttgart, p 76

Klöck FK, Lamberti G, Sticherling C (1972) Das Kardiotokogramm in der späten Eröffnungsperiode und in der Austreibungsperiode. Korrelation zur klinischen Geburtsdiagnose und zur Blutgasanalyse. Geburtshilfe und Frauenheilkd 31:723

König UD (1972) Proliferative Gefäßveränderungen der kindlichen Plazentagefäße und ihrer Bedeutung zur Plazentainsuffizienz und Frühgeburt. Z Geburtshilfe Perinatol 176:356

Kort A, Kronzon I (1982) Microbubble formation: in vitro und in vivo observation. J Clin Ultrasound 10:117–120

Kubli F (1968a) Die chronische Plazentainsuffizienz. Gynäkologe 1:53

Kubli F (1968b) Intrauterine Asphyxie infolge utero-plazentarer Insuffizienz sub partu. Gynäkologe 1:77

Künzel W, Moll W (1972) Uterine O_2-consumption and blood flow of the pregnant uterus. Geburtshilfe Perinatol 176:108

Künzel W, Klöck FK, Junge HD, Moll W (1974) Uterine blood flow, oxygen uptake and vascular resistance of pregnant sheep near term. J Perinat Med 2:1

Kurjak A, Rajhvajn B (1982) Umbilical blood flow in normal and complicated pregnancies. J Perinat Med 10:3

Kurjak A, Breyer B, Jurković D, Alfirević Z, Miljan M (1987) Color flow mapping in obstetrics. J Perinat Med 15:271

Lamberti G, Austermann R, Closs HP, Jung H (1973) Die Normalwerte des fetalen Säure-Basen-Status am Ende der Geburt. (Eine statistische Studie unter Berücksichtigung des Kardiotokogramms) In: Dudenhausen JW, Saling E (Hrsg) Perinatale Medizin, Bd IV. Thieme, Stuttgart

Li, GC, Hahn GM, Tolmach LJ (1977) Cellular inactivation by ultrasound. Nature 267:163–165

Liebeskind D, Bases R, Koenigsberg M, Koss L, Raventos C (1981) Morphological changes in the surface characteristics of cultured cells after exposure to diagnostic ultrasound. Radiology 138:419–423

Liebeskind D, Padawer J, Wolley R, Bases R (1982) Diagnostic ultrasound: time-lapse and transmission electron microscopic studies of cells insonated in vitro. Br J Cancer 45 [suppl V]:176–186

Lindblad A, Marsal K, Vernesson E, Renck H (1984) Fetal circulation during epidural analgesia for caesarean section. Br Med J 288:1329–1330

Lingman G, Marsal K, Rosén KG, Kjellmer I (1986) Blood flow measurements in exteriorized lamb fetuses during asphyxia. In: Jung H, Fendel H (eds) Doppler techniques in obstetrics. Thieme, Stuttgart

Lubchenco LO, Hansmann C, Dressler M, Boyd E (1963) Intra-uterine growth as estimated from liveborn birth-weight data at 24 to 42 weeks of gestation. Paediatrics 32:793

Lundberg M, Jerominski L, Livingston G, Knochenour N, Lee T et al. (1982) Failure to demonstrate an effect of in vivo diagnostic ultrasound on sister chromatid exchange frequency in amniotic fluid cells. Am J Med Genet 11:31–35

Lunell NO, Nyland L, Lewander R, Arby B (1982) Acute effect of an antihypertensive drug labetolol on utero-placental blood flow. Br J Obstet Gynecol 89:640

Marsal K (1981) Fetal movements and fetal breathing movement in the second half of pregnancy. In: Kurjak A, Kratochwil (eds) Recent advances in ultrasound diagnosis, vol 3. Excerpta Medica, Amsterdam, p 74

Marsal K, Lindblad A, Lingmann G, Eik-Nes SH (1984) Blood flow in the fetal descending aorta; intrinsic factors affecting fetal blood flow, i.e. fetal breathing movements and cardiac arrythmia. Ultrasound Med Biol 123:2

Marsal K, Lingmann G, Laurin J, Giles W (1985) Fetal circulatory changes in imminent intrauterine asphyxia. In: Gill RW, Dadd MJ (eds) Proceeding of the 4th meeting of the World Federation for Ultrasound in medicine and biology, Sydney, Australia, p 241

Martins BI, Raju MR, Hayes TL, Tobias CA (1977) Survial of cultured mammalian cells exposed to ultrasound. Rad Environm Biophys 14:243–250

Marx GF, Patel S, Berman JA, Farmakides G, Schulman H (1986) Umbilical blood flow velocity waveforms in different maternal position and with epidural analgesia. Obstet Gynecol 68:61–64

Mehalek KE, Rosenberg J, Berkowitz G, Chitkara U, Berkowitz RL (1988) Umbilical and uterine artery flow velocity waveforms: effect of the sampling site on doppler ratios. 1st Congress; Int Perinatal Doppler Soc, Kansas City, 23–25 May 1988

McDonald DA (1974) Blood flow in arteries. Edward Arnold, London

McSweeney MB, Baber RJ, Gill RW, Kossoff G, Warren P (1988) Transvaginal doppler assessment of pelvic vascularity in early pregnancy. Int Perinatal Doppler Soc, 1st Congress, Kansas City, 23–25 May 1988

Metcalfe J, Romney SL, Ramsey LH, Reid DE, Burwell CS (1955) Estimation of uterine blood flow in normal human pregnancy at term. J Clin Invest 34:1632

Meyer J (1978) Kardiale Nebenwirkungen der Betadrenergica. In: Jung H, Friedrich E (Hrsg) Fenoterol (Partusisten) bei der Behandlung der Geburtshilfe und Perinatologie, 2. Symposion über Partusisten, Wiesbaden 1977. Thieme, Stuttgart, S 198

Miller MW, Wolff S, Fuilly R, Cox C, Carstenson EL (1983) Absence of an effect of diagnostic ultrasound on sister chromatid exchange induction in human lymphocytes in vitro. Mutat Res 120:261–268

Millner R, Rosenfeld E, Cobet U (1983) Ultrasound interactions in biology and medicine. Plenum Press, New York

Moore RM Jr, Barrick KM, Hamilton TM (1982) Effect of sonic radiation on growth and development. Proc Meeting Soc Epidemiologic Research, Cincinnati, Ohio, June 16–18 1982

Morris SM, Palmer CG, Fry FJ, Johnson LK (1978) Effects of ultrasound on human leucocytes. Sister chromatid exchange analysis. Ultrasound Med Biol 4:253–258

Müller HR, Gratzl O (1980) Continuous-wave Doppler sonography in EC/IC bypass surgery. In: Wagai T, Omoto R (eds) Proc 2nd Meet World Federation for Ultrasound in Medicine and Biology, Miyazaki 22–27 July 1979. Excerpta Medica, Int Congr Series No 505. Elsevier, Amsterdam, p 240

Mund-Hoym S, Lang N, Knopp R, Hünermann E, Bellmann O (1978) Sequentszintigraphische Untersuchungen zur Frage der Beeinflussung der Plazentadurchblutung durch Betamimetika. In: Jung H, Friedrich E (Hrsg) Fenoterol (Partusisten R) bei der Behandlung in der Geburtshilfe und Perinatologie, 2. Symposion über Partusisten, Wiesbaden 1977. Thieme, Stuttgart, S 33

Namekawa U, Kasai C, Tsukamato M et al. (1982) Imaging of blood flow using autocorrelation. Ultrasound Med Biol 8:138

Pijpers L, Wladimiroff JW, McGhie JS, Bom N (1984) Acute effect of maternal smoking on the maternal and fetal cardiovascular system. Early Hum Dev 10:95–105

Pinamonti S, Caruso A, Mazzeo V, Zabini E, Rossi A (1986) DNA damage from pulsed sonication of human leucocytes in vitro. IEEE UFFC 33:179–185

Pourcelot L (1974) Applications cliniques de L'examen Doppler transcutane. In: Peronneau P (ed) Velocimetric ultrasonor Doppler. INSERM 7–11 Octobre. 74:213–240

Puissant F, Lejeune B, Leroy F (1984) Effects on mature mouse oocytes of ultrasound treatment applied before in vitro fertilisation. IRCS Med Sci 12:421–422

Ramsey EM, Corner GW, Donner MW (1963) Serial and cineradioangiographic visualization of maternal circulation in the primate (hemochorial) placenta. Am J Obstet Gynecol 86:213

Rauramo I, Forss M, Kariniemi V, Lehtovirta P (1983) Antepartum fetal heart rate variability and intervillous placental blood flow in association with smoking. Am J Obstet Gynecol 146:967–969

Reinold E (1978) Effekte einer Langzeitverabreichung von Wehenhemmern auf das fetale Wachstum. In: Jung J, Friedrich E (Hrsg) Fenoterol (Partusisten R) bei der Behandlung der Geburtshilfe und Perinatologie, 2. Symposion über Partusisten, Wiesbaden 1977. Thieme, Stuttgart, S 198

Reuss M, Parer J, Harvis L, Krueger T (1984) Hemodynamic effects of alphaadrenergic blockage during hypoxia in fetal sheep. Am J Obstet Gynecol 142:199

Reuwer PJHM, Nuyen WC, Beijer HJM, Heethaar RM, Bruinse HW, Soutenbeek P, Haspels AA (1984) Characteristics of flow velocities in the umbilical arteries, assessed by Doppler ultrasound. Eur J Obstet Gynecol Reprod Biol 17:397–408

Ringelstein EB (1984) Neue Anwendungsmöglichkeiten der Dopplersonographie am hinteren Hirnkreislauf bei degenerativer Gefäßkrankheit, angiotherapeutischen Eingriffen und epidemiologischen Untersuchungen. Hab Schrift RWTH Aachen, Med Fakultät

Rizzo G, Arduini D, Caforio L, Romanini C, Mancuso S (1988) Prenatal cerebral doppler ultrasonography and neonatal neurological outcome. Int Perinatal Doppler Soc, 1st Congress, Kansas City, 23–25 May 1988

Rott H-D (1981) Safety of diagnostic ultrasound procedures (Zur Frage der Schädigungsmöglichkeit durch diagnostischen Ultraschall). Ultraschall Med 2:56–64

Rott HD (ed) (1987) Bioeffect. Literature reviews 1980–1987. Springer, Berlin Heidelberg New York London Paris Tokyo

Ruckman RN, Stratmeyer ME, O'Donnell RM, Morse DE, Getson PR (1986) The effects of ultrasound on embryonic heart structure and function. IEEE UFFC 33:202–209

Sacks PG, Miller MW, Sutherland RM (1981) Influences of growth conditions and cell-cell contact on responses of tumor cells to ultrasound. Radiat Res 87:175–186

Salvadori BA (1984) History of the measurement of fetal blood flow. In: Kurjak A (ed) Measurements of fetal blood flow. CIC Edizioni Internazionali, Roma, p 327

Satomura S (1959) Study of the flow patterns in peripheral arteries by ultrasound. J Acoust Soc Jpn 15

Scheidt PC, Stanley F, Bryla DA (1978) One year follow-up of ultrasonic radiation. Proc Soc Exp Biol Med 27:626

Schmidt W, Hendrik HJ, Kubli F (1981) Ultraschallfetometrie – die Scheitelsteißlänge in der ersten Schwangerschaftshälfte. Z Geburtshilfe Perinatol 185:327

Schmidt W, Rühle W, Braun W, Auer L (1988) Verläßlichkeit der Duplex-Sonographie zur nichtquantitativen Messung des Durchflusses im Vergleich zur induktiven Flußmessung – eine in-vitro-Studie. Z Geburtshilfe Perinatol 192 (Heft 1)

Sims EAH, Krantz KE (1958) Serial studies of renal function during pregnancy and the puerperium in normal women. J Clin Invest 37:1764–1774

Sindberg-Eriksen P, Marsal K (1984) Acute effects of maternal smoking on fetal blood flow. Acta Obstet Gynecol Scand 63:391–397

Sohn CH, Fendel H (1988) Arterielle renale und uterine Durchblutung in normalen und gestotischen Schwangerschaften. Z Geburtshilfe Perinatol 192:169–174

Sohn CH, Fendel H, Billet P, Werdin R, Kesternich P, Schonlau H (1987) Änderung der uterinen Durchblutung in Abhängigkeit von der Körperposition während der Schwangerschaft. Z Geburtshilfe Perinatol 191:169–173

Stabile I, Campbell S, Grudzinskas JG (1988) Doppler assessment of uteroplacental blood flow in normal and failed first trimester pregnancy. Int Perinatal Doppler Soc, 1st Congress, Kansas City, 23–25 May 1988

Stark CR, Orleand M, Haverkamp AH, Murphy J (1984) Short- and long-terms risks after exposure to diagnostic ultrasound in utero. Obstet Gynaecol 63:194–200

Stephens RJ, Hart CP, Torbit CA, Edmonds PD (1980) Reproducible subcellular alterations in hepatocytes resulting from ultrasound. Ultrasound Med Biol 6:239–249

Stuart B, Drumm J, Fitzgerald DE, Duigan NM (1980) Fetal blood velocity waveforms in normal pregnancy. Br J Obstet Gynaecol 87:780

Stuart B, Drumm J, Fitzgerald DE, Duigan NM (1981) Fetal blood velocity waveforms in uncomplicated labour. Br J Obstet Gynecol 88:865

Taylor KJW, Poud JB (1972) Primary sites of ultrasonic damage on cell systems. In: Reid JM, Sikow MR (eds) Interaction of ultrasound and biological tissues. U.S. Department of Health, Seattle, pp 87–92

Teague MJ, Wilson K, Batsye CK, Taylor MG, Griffin DR, Campbell S, Roberts VC (1985) A combined ultrasonic linear array scanner and pulsed Doppler velocimeter for estimation of blood flow in the foetus and adult abdomen. Technical aspects. Ultrasound Med Biol 11:27

Thompson K, Trudinger BJ, Cook CM (1985) Doppler ultrasound waveforms in the fetal umbilical artery: Quantitative analysis technique. Ultrasound Med Biol 11:707

Tonge HM (1987) A doppler ultrasound study of human fetal vascular dynamics. M.D. Thesis, Unviersity of Rotterdam

Treton JA, Courtois Y, Lang J (1977) Action of ultrasonic irradiation on the DNA of cultured bovine epithelial lens cells. Biomedicine 27:303–307

Ushioda E, Nuwayhid B, Tabsh K, Erkkola R, Brinkmann CR, Assali NS (1982) Mixing problems in using indicators for measuring regional blood flow. Am J Obstet Gynecol 142:74

Vetter K (1987) Doppler-Ultraschall in der Geburtsmedizin. Ultraschall 8:70–77

Vetter K, Baer S, Fallenstein F, Huch R, Huch A (1986) Blood flow velocity in the fetal descending aorta during therapy with betamimetic drugs. In: Jung J, Fendel H (eds) Doppler techniques in obstetrics. Thieme, Stuttgart, p 86

Warnking R (1986) Erros in quantitative Doppler measurements. In: Jung J, Fendel H (eds) Doppler techniques in obstetrics. Thieme, Stuttgart, p 2

Watmough DJ, Dendy PP, Eastwood LM, Gregory DW, Gordon FCA, Wheatley DN (1977) The biophysical effects of therapeutic ultrasound on HeLa cells. Ultrasound Med Biol 3:205–219

Webster DF, Pond JB, Dyson M, Harvey W (1978) The role of cavitaion in the in vitro stimulation of protein synthesis in human fibroblasts by ultrasound. Ultrasound Med Biol 4:343–351

Wegner RD, Meyenburg M (1982) The effects of diagnostic ultrasonography on the frequencies of sister chromatid exchange in Chinese hamster cells and human lymphocytes. J Ultrasound Med 1:355–358

Wegner RD, Obe G, Meyenburg M (1980) Has diagnostic ultrasound mutagenic effects? Hum Genet 56:95–98

Weidinger H, Wiest W, Zsolani B, Somogyi D (1975) Diaplazentare Passage von Partusisten. In: Dudenhausen JW, Saling E (Hrsg) Perinatale Medizin, Bd VI. Thieme, Stuttgart, S 207

Westerstein A, Herrold G, Assali NS (1960) A gated sign wave blood flowmeter. J Application Physiol 15:533

Wiest W, Weidinger H, Zsolani B, Somogyi J, Rominger KL (1977) Diaplacental transfer of Partusisten R in humans. In: Weidinger H (ed) Labour inhibition. Fischer, Stuttgart

Wiggelsworth JS (1966) Fetal growth retardation. Br Med Bull 20:13

Williams AR (1971) Disorganisation and disruption of mammalian cells by acustic microstreaming. J Acoust Soc Am 52:688–693

Williams AR, Miller DL (1980) Photometric detection of ATP release from human erythrocytes exposed to ultrasonically activated gasfilled pores. Ultrasound Med Biol 6:251–256

Winsberg F (1972) Echocardiography of the fetal and newborn heart. Invest Radiol 7:152

Wladimiroff JW (1981) Ultraschalluntersuchungen des fetalen und neonatalen Herzens und des kariovaskulären Systems. Ultraschall 2:221

Wladimiroff JW, McGhie J (1981) Ultrasonic assessment of cardio-vascular geometry and function in the human fetus. Br J Obstet Gynecol 88:870

Wladimiroff JW, Vosters R, Vletter W (1980) Real-time assessment of fetal and neonatal cardiac dynamics. In: Bennet MJ, Campbell S (eds) Real-time ultrasound in obstetrics. B. Backwell Scientific, Oxford, p 79

Wladimiroff JW, Tonge HM, Stewart PA (1986) Doppler ultrasound assessment of cerebral blood flow in the human fetus. Br J Obstet Gynaecol 93:471–475

Ziskin MC (1972) Survey of patient exposure to diagnostic ultrasound. In: Reid JM, Sikov MR (eds) Interaction of ultrasound and biological tissues. DHEW Publication (FDA) 73-8008, p 203

M. Hansmann, B.-J. Hackelöer, A. Staudach

Ultraschalldiagnostik in Geburtshilfe und Gynäkologie

Lehrbuch und Atlas

1985. 588 Abbildungen. XII, 458 Seiten.
Gebunden DM 198,–. ISBN 3-540-11428-9

Die Namen der Autoren der Ultraschalldiagnostik in Geburtshilfe und Gynäkologie sind eng mit der Entwicklung des Ultraschalls verknüpft. In ihrem Buch bieten sie fundierte und praxisgerecht aufbereitete Informationen zu einer bestmöglichen Anwendung der Ultraschalldiagnostik. Die Kernabschnitte des Buches behandeln: Ultraschalldiagnostik in der Frühschwangerschaft; Sonoanatomie und Biometrie des Feten; Mißbildungsdiagnostik mittels Ultraschall einschließlich der fetalen Echokardiographie; Ultraschalldiagnostik der Zyklusdynamik; Ultraschall in der Mammadiagnostik.

Der didaktisch gelungene Aufbau des Buches – basierend auf beliebten Einführungs- und Fortbildungsseminaren – und die vielen faszinierenden Befunde machen dieses Buch zu einem Standardwerk für alle, die Ultraschalldiagnostik im Bereich der Geburtshilfe und Frauenheilkunde, der Perinatologie und Humangenetik anwenden.

Springer-Verlag Berlin
Heidelberg New York London
Paris Tokyo Hong Kong

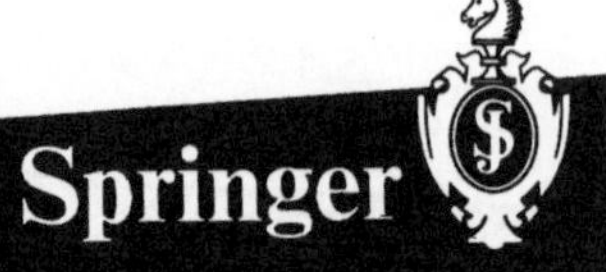